名老中医王灿晖治疗肺系疾病临证医案集要

朱益敏　主编

科学出版社

北京

内 容 简 介

全国著名中医学家、中医温病学及内科学专家王灿晖教授临床注重中西医结合、辨证与辨病结合,擅长治疗疑难杂症。本书记载了王灿晖教授对于常见肺系疾病的诊治经验及典型医案。全书共有十二章,介绍了王灿晖教授对各疾病概念、病因病机、辨证要点、治疗要旨、常用药对、生活调摄等的见解,并介绍了王灿晖教授的精选典型医案,后附按语以助理解、学习。

本书可供广大中医、中西医结合临床工作者及中医爱好者参考。

图书在版编目(CIP)数据

名老中医王灿晖治疗肺系疾病临证医案集要 / 朱益敏主编. —北京:科学出版社,2020.9
ISBN 978-7-03-065129-7

Ⅰ.①名… Ⅱ.①朱… Ⅲ.①肺病(中医)-医案-汇编-中国-现代 Ⅳ.①R256.1

中国版本图书馆 CIP 数据核字(2020)第 080773 号

责任编辑:陆纯燕 / 责任校对:谭宏宇
责任印制:黄晓鸣 / 封面设计:殷 靓

科 学 出 版 社 出版
北京东黄城根北街 16 号
邮政编码:100717
http://www.sciencep.com

南京展望文化发展有限公司排版
江苏句容市排印厂印刷
科学出版社发行 各地新华书店经销

*

2020 年 9 月第 一 版 开本:B5(720×1000)
2020 年 9 月第一次印刷 印张:6 3/4
字数:132 000
定价:80.00 元
(如有印装质量问题,我社负责调换)

序

　　早前,我对王灿晖教授已有耳闻,2016 年刚来医院履职时,我对王灿晖教授有了进一步的了解。王灿晖教授是江苏省"国医名师",享受政府特殊津贴,是全国著名中医学家,中医温病及内科学专家,还是第八、九届全国政协委员。彼时,我在心里勾勒出一幅王灿晖教授的速写:一位睿智的耄耋老者,一辈子都在为中医药事业发光发热。

　　履职后,我去拜访了王灿晖教授。那是一个冬日的中午,将近 12 点了,诊室的门虚掩着,推门进入后,看到王灿晖教授正在全神贯注地诊治病人,我便立在门旁静候。王灿晖教授抬头的瞬间,看到了我,点头示意,然后继续有条不紊地看诊。病人及家属神情焦急不安,而王灿晖教授则和颜悦色地诊脉望舌,询问病史,直击要点,有的放矢;对于患者及家属的疑惑,他把晦涩难懂的医学术语用最朴素的语言表述,并不断地安慰病人,让病人清楚病情,如释重负。同时,王灿晖教授还时不时向周围的学生们讲解,引经据典,信手拈来。那一刻,我在心里绘制出一幅王灿晖教授的素描:这位须发皆白的老者,正在践行那骨子里的"大医精诚"和"悬壶济世"啊!

　　由于工作的原因,我对王灿晖教授的了解越来越多,也越发地敬重他。王灿晖教授出身于中医世家,幼承家学,后师从南通名医欧阳福保先生,随侍 4 年,昼学夜思,研精覃思。王灿晖教授桃李满天下,春晖遍四方,先后培养硕士研究生 30 余名、博士研究生 20 余名,受国家卫生部(现国家卫生健康委员会)委托主办全国温病学师资班 3 期,参加人员多为全国各地的主任及骨干老师,在全国具有较高的影响力,也为温病学科的建设培养了大量人才。王灿晖教授业医六十余载以来,急病行志,恫瘝在抱,用药精当,活人无数。

　　一甲子来,王灿晖教授坚持不懈地从事临床工作,主张中西医结合,相得益彰,尊古而不泥古,积累了丰富的诊疗经验,完成了诸多专著,尤其在温病方面,更是形成了独特的学术思想,在理论上,通过发掘继承古代温病学学术成就结合自己深刻的研究体会,精确地阐明了温病的概念,明确界定了温病的内涵和外延,从而揭示了温病的本质;分析温病的病因实质,阐发其重要的临床意义,提出了温病辨证论治的基本规律和具体的思路方法,在理论研究和临床实践中发挥了重要的指导作用,进一步丰富了温病学理论,充实和发展了温病学的学科体系。

王灿晖教授强调祛邪为第一要义,认为温病因感受外邪所致,其整个发展过程也就是邪正相争过程,其中病邪则是导致温病发生并决定其发展过程的主导因素。同时他重视扶正存阴,与阳气一样,阴津也是人体正气的组成部分,具有抵御外邪的入侵作用,保护阴津即保护人体的正气,增强机体抗病能力。他尤其突出"辨证施治"原则的运用,针对不同温病过程中的各种证候,确立相适应的治疗方法,选择合适的治疗方剂。王灿晖教授很重视中西医结合的应用,强调临床必须结合现代医学认识,运用现代诊断技术以明确病原诊断,在此基础上再选用经过实践验证对某种病原体确有疗效的方药;还要根据现代医学的认识了解其病理变化和发展规律。另外,在治法上他提倡多种方法的灵活结合。

王灿晖教授对中医辨证理论也进行了深入的探讨,为辨证学科体系的创建做出了有益贡献。例如,分时论病,区别类型;辨湿辨热,分清属性;明确病位,分析病机;动态观察,识别传变;掌握阶段,判断预后。

王灿晖教授现虽已八十高龄,但依然关心中医药事业的发展。他对习总书记"传承精华,守正创新"的重要指示颇有见解,即中医药面临着传承不足、创新不够的局面,严重制约着中医药的发展,惟有秉持"传承不泥古,创新不离宗"的原则,在传承中创新,在创新中传承,才能推动中医药高质量发展。他认为中医药既是非物质文化遗产,又是应用科学,基于这些特点需做好中医药的分类指导。作为非物质文化遗产,从古典到后世学说,我们都要全面系统地继承好;作为应用科学,从临床实际出发,要取其精华,结合现代医学发展来补充自身不足,以中医为基础,融入现代科学的方法,是不可缺少的,旨在提升临床疗效。发挥优势特点、补充不足、系统整理、分析归纳、分类运用,从现代角度审视中医药的价值及不足。至此,我在心里雕琢出一幅王灿晖教授的色彩饱满的油画:夫生者,天地之大德也。医者,赞天地之生者也!

王灿晖教授善于把温病学的相关理论运用在肺系疾病上的诊疗中,形成了诸多疗效确切的经典医案。在跟师过程中我们进行了翔实的记录。为深入贯彻落实《中共中央 国务院关于促进中医药传承创新发展的意见》《中医药发展战略规划纲要(2016—2030 年)》,进一步继承发扬王灿晖教授的学术思想,我们整理编写了《名老中医王灿晖治疗肺系疾病临证医案集要》。该书将王灿晖教授的临证经过再现,通过总结王灿晖教授对肺系疾病不同病种的辨治思路,总结其学术思想和独到经验,精选其具有代表性的医案,使其经验能被更多的后学者所学所用,并得以传承,使后学者的诊疗能力和水平有所提高。

殷立平

2020 年 8 月

王灿晖小传

  王灿晖,南京中医药大学教授、博士研究生导师,曾任国家中医药管理局及江苏省政府重点学科温病学学科、中医临床基础学科带头人,全国著名中医学家,中医温病及内科学专家,国务院学位委员会中医学科评议组成员,国家中医药管理局研究生工作专家指导委员会成员,中华中医药学会感染病分会主任委员,江苏省中医药管理局专家咨询委员会委员,南京中医药大学咨询委员会及学术委员会副主任委员,并获第八届、第九届全国政协委员政府特殊津贴。

  1937 年 8 月王灿晖出生于江苏省如东县的一个中医世家,自幼耳濡目染,明医学理,承家训、传家风,钻研医药,幼年师从南通名医欧阳福保先生,后考入江苏省中医进修学校(现南京中医药大学)医科进修班学习,1958 年毕业留校任教,从事温病学的教学、科研和内科临床工作。

  王灿晖治学严谨,认为"业精于勤,荒于嬉",主张对经典原文要在熟读的基础上加以背诵,至今仍能对《黄帝内经》《伤寒论》《金匮要略》《温热论》《温病条辨》等著作的重要原文和许多注家的重要注解了然于胸,信手拈来。除此以外,王灿晖不囿于书本上的知识,还涉猎书外的知识,他认为广博的知识积累正如万丈高楼之地基,地基坚固方可砌就牢固的知识大厦。首先是向老师求教,学习老师的理论思想,掌握其治疗思路和独特的处方用药规律。其次向同道请教,他深信"三人行必有吾师"之理,每遇在某方面有所特长和经验的同道,总要向其虚心学习,得其所传。再次向民间学习,搜集民间流传的单方验方。"学而不思则罔,思而不学则殆",王灿晖尤其注重博学多闻后的研精覃思,学为所用;他认为读书当广,研习应细,首先明意析理,得其要领,然后方能探幽发微,学有所悟,并指出读书的目的并不仅仅在于掌握知识,学会方法,而是要在此基础上总结归纳其中的要点和规律,提出自己的观点和见解,只有这样才能真正学有所得,学有所为。如对于《伤寒论》中"脉结代,心动悸,炙甘草汤主之"原文的认识,王灿晖在分析、研究了炙甘草汤的组方原则及用药特点后指出,炙甘草汤适用于气阴两虚之脉结代,心动悸,但阳气不足或阴寒凝滞者则不能使用。这体现了王灿晖既遵经重古，又不泥古不化，拘于教条，对前人之说除细加阐发，明其机理外，常参合自意，提出新见，对其加以补充和发展的治学方法。

王灿晖对中医药的理论发展规律及现状进行了系统的归纳，并阐述了自己独到的见解。

一、关于中医药的传承及发展

中医药经过几千年的发展，积淀了厚重的文化。中华人民共和国成立后，党和国家尤其重视中医药事业的传承发展，从"中国医药是一个伟大的宝库"，到"遵循中医药发展规律，传承精华，守正创新"，无不凝聚着党和国家对中医药事业的殷殷希冀。习近平总书记对中医药工作做出重要指示指出，中医药学包含着中华民族几千年的健康养生理念及其实践经验，是中华文明的一个瑰宝，凝聚着中华民族的博大智慧。习近平总书记强调，要遵循中医药发展规律，加快推进中医药现代化、产业化，坚持中西医并重，推动中医药和西医药相互补充、协调发展，推动中医药事业和产业高质量发展，推动中医药走向世界，充分发挥中医药防病治病的独特优势和作用，为建设健康中国、实现中华民族伟大复兴的中国梦贡献力量。

王灿晖作为一个中医人，始终谨遵党和国家的号召，无时无刻不在为中医药事业的发展添砖加瓦。他认为做好传承精华、守正创新，要先做好以下几点：①我们要继承好的精华，包括对临床有帮助的、有价值的、符合当代实际需要的、可以解决患者痛苦治愈疾病的理论、治法、经方。②要继承好中医完整的体系，不能断章取义，从经典到后世学说、从基础理论到临床的指导原则，以及中医独特的发展规律，这些都要系统地继承下来。③ 我们要不断地守正创新，任何行业都要根据时代和科学的进步不断发展，中医药行业亦是如此，对不足之处，我们要不断创新，符合社会发展的规律，目的是增加运用，成分发挥独特的临床作用，杜绝为继承而继承的想法。

二、正确认识中医学特点和优势

王灿晖认为，当下社会中西医的区别和优势各自不同，我们要明确掌握中医的特点及优势，以发挥中医药的应用。① 中医经过上千年实践发展，形成了以脏腑经络气血为核心的完整理论体系（同时也有阴阳五行、四诊八纲等理论体系），诠释生理病理、病因病机，再指导临床实践。② 临床诊治强调个体差异化的分析，从而形成了辨证施治的思路，故有"同病异治、异病同治"之理论，这也是中医理论及思想重视个个体化差异化治疗的表现。如胃炎有胃热、胃寒、气滞、食阻等表现，均体现了个体化辨证的思路。③ 重视疾病局部与整体之间的关系联系，如《金匮要略》中第一篇提到"问曰：上工治未病，何也？ 师曰：夫治未病者，见肝之病，知肝传脾，当先实脾，四季脾旺不受邪，即勿补之。中工不晓相传，见肝之病，不解实脾，惟治肝也。"此最具代表性，即重视五脏六腑之间关系，非单治某一脏腑。④ 经过长期临床实践，中医形成一套行之有效独特的治疗方法,如清热解毒法、疏理气机法、活血化瘀法、化湿泻浊法、扶正固本法等。如某些炎症,运用抗菌消炎效果不佳,使用清热解毒法可以得到很好的疗效;而疏理气机法为中医独有的治疗方法,全身气机障碍、脏腑功能失调均可采用此法;老年性疾病常有微循环功能的失调障碍,活血化瘀不仅对慢性病的调理有效,同时也可使用于疑难杂病;湿邪为中医特有的病因,尿毒症、高尿酸、高血脂均可采用泻浊法,特别是湿邪,不能仅认为消化不良采用化湿法,其实全身酸重也为"湿";扶正固本法更不等于西医的支持疗法,具有修复机能、增强体质、提高免疫力的作用,补充西医治疗的不足。重视中医特点和优势是中医药应用发展的前提。

三、客观分析中医药发展中的历史局限问题和不足

中医药理论的形成经过了几千年,因理论形成多以中国古代社会为背景,且与文史哲相结合,所以古代医家大多同时为文学家、政治家等;但那时数理化理论不发达,故理论的形成未能和数理化相结合,导致中医药量化标准不足、与现代检查方法及仪器结合不够、药理揭示不完全等。因此中医药在发展过程中出现了历史局限问题和不足。① 中医药发展进程缓慢:自清末后,未再有重要的、基础性的、支撑性的理论体系形成,这与未能引入现代诊断方法,缺乏与现代手段相结合有一定的关系,从而导致部分疾病本质揭示不够。在以后的发展过程中,应摒弃门户之见,抛开中西医之争,做到中西医融合,借助 CT、内镜、气管镜等先进的现代检查技术,为患者提供更优质的医疗服务。②应对危急重症能力不足,治疗手段相对简单:对于中医治疗危急重症而言,更多以针刺为主要手段和特色。随着现代医学的发展,这一手段亦在慢慢萎缩。这就需要重点研究针刺的作用机制,揭示针刺治疗的现代科学原理,争取做到"一根银针治百病"。大部分中医药治疗以中药汤剂为主要方法,部分患者因主观或客观原因无法口服汤剂时,限制了中医药治疗的效果,因而在临床中,应该与西医的鼻饲相结合,通过胃管达到口服的目的;同时和灌肠方法结合,开发中药应用新途径,在今后的研究中还应开发出更多的类似途径,以促进中医药在临床治疗中的全面发展。③ 量化标准化不够:每剂药方剂量、味数无标准,药物有效量、致死量无标准,同时各医者辨证尚无统一的指标。这是中医在现代发展中遇到的一个瓶颈。这也是一个大的课题,需要每位中医师倾尽终身精力研究的课题,需要国家制定更为细致的标准,以顺应时代发展的需要。

总而言之,王灿晖认为,中医药既是非物质文化遗产,又是应用科学,基于这些特点需做好中医药的分类指导。作为非物质文化遗产,从古典到后世学说,我们都要全面系统地继承好;作为应用科学,从临床实际出发,要取其精华,结合现代医学发展来补充自身不足,以中医为基础,融入现代科学的方法,是不可缺少的,旨在提升临床疗效。发挥优势特点、补充不足、系统整理、分析归纳、分类运用,从现代角度审视中医药的价值及不足。

目 录

序
王灿晖小传

第一章 外感热病

外感热病是指人体感受六淫之邪、非时之气或温热疫毒后,正邪相搏,营卫失和而致体温升高的一类外感病证,属于中医八纲辨证的表证。《中医诊断学》(第九版)对表证的定义:"指六淫、疫疠等邪气,经皮毛、口鼻侵入机体的初期阶段,正(卫)气抗邪于肤表浅层,以新起恶寒发热为主要表现的轻浅证候。"外感症状有恶寒、发热头痛、无汗或有汗、鼻塞、咳嗽、苔薄白、脉浮等。该类疾病在现代医学中表现为由细菌、病毒感染引起的疾病,如感冒、肺炎、胃肠炎、病毒性肝炎、急性传染病等,起病急骤,病情较重,其中以病毒感染性高热最为多见。王灿晖教授应用温病学理论结合现代医学,从不同病证中总结出一系列治疗方法。

一、临证经验

(一)病因病机

外感热病的病位不定,与病邪类型相关,各类型的病邪易侵袭机体不同部位,如风热之邪易袭上焦肺经,而夏暑发自阳明等。

王灿晖教授对外感热病的病因有着更深入的探讨和概括,认为外感热病的病因虽按四时节气划分为风热、暑热、湿热、燥热等,但归根结底其属性不外乎温热与湿热两类,两类区别在于是否夹杂湿邪,湿邪属阴,与热相悖,故外感湿热者病情复杂,治疗也与单纯的外感热病有差异。王灿晖教授运用温病学理论分析了本病的临床特点,提出病毒感染性高热的病因是温邪,这种温邪的显著特点是具有强烈的温热性质,致病以发热为典型的临床表现,即在病变初期,就表现出明显的热象。实践证明,这种温邪由于形成季节不同,其类型亦有所差异,如在春、冬季节多具风热的特性,而在夏、秋季节则多具暑热、湿热或暑湿之性,不过在其表现为湿热或暑湿的特性时,仍是以热为主,以湿为次。王灿晖教授根据临床观察,发现外感热病的传变主要表现为脏腑卫气营血、阴阳及其三焦所产生的病机变化。

(1)卫分病变:外邪入侵,肺卫首当其冲,邪毒久伏,肺卫失宣,正邪相搏于表,故见发热,风寒、风热之邪不同,恶寒轻重不一。

(2)气分病变:邪毒深入气分或直中气分,总的病机为正邪剧烈交争,气机阻滞,热盛炼津,脏腑功能疏泄失常。

（3）营分病变：正气虚弱，邪气进一步深入营分，热扰心神。

（4）血分病变：邪陷血分，血热则伤及脉络，血溢脉外或化火生风。

（5）阴阳病变：多见于外感热病后期出现的危象，阴精、阳气受损而致机体衰竭。外感热病虽然病种复杂、病因病机多变，但仍具有一定的出入、传变规律，因此王灿晖教授强调在临床诊断时应分时论因、分清属性、分析病机，从而了解外感热病的发展阶段及病情轻重，辨证治疗，判断预后。

对于本病的病机变化，王灿晖教授认为本病的主要病机为邪热炽盛、充斥卫气。其发热的形成是因温邪入侵人体后，正气奋起抗邪，正邪剧烈相争，阳热偏胜所致。本病起病较急、发展较快，但病变较为单纯、传变不多，病理性质以实热为主，病程主要分为两个阶段。初起阶段多为邪袭肺卫的表热证，继之则为邪入气分的里热证，若无特异的原发病变和并发症，病变多不深入营血，而以卫分、气分里热亢盛为主，其中卫分的病变较为短暂，其表闭征象有时亦不甚明显，而气分的病变则相对较长。

（二）辨证要点

王灿晖教授认为辨证时应着眼于卫分及气分证候的诊察辨析。病在卫分，除有表证外，尚有明显热象，热势较高，舌红脉数；邪入气分，既有邪热散漫、充斥内外的蒸蒸发热及汗出、口渴之象，也有里热内郁、心烦口苦、小便短赤之征。邪热在气分流连日久者，常因兼夹湿邪而多伴有脘痞、苔腻的表现。

1. 气分炽热证

主症：壮热，面赤心烦，口干欲饮，喜凉恶热，汗大出，口苦、口有异味，舌红苔黄，脉洪大有力。

治法：清热生津。

方药：清气解毒合剂加减。

组成：鸭跖草、忍冬藤、板蓝根、连翘、蝉蜕、柴胡、蒲公英等。

2. 肝胆湿热证

主症：寒热往来，胸胁苦满，心烦，口苦咽干，或恶心、呕吐，目黄身黄，胁部疼痛，大便秘结，尿黄，苔黄腻，脉滑数。

治法：清利肝胆湿热。

方药：蒿芩清胆汤合大柴胡汤加减。

组成：青蒿、黄芩、枳壳、竹茹、陈皮、半夏、茯苓、大黄、枳实、厚朴、芒硝等。

3. 气营（血）两燔证

主症：壮热口渴，心烦汗出，或神昏谵语，斑疹隐隐或见鼻衄、吐血等出血症状，舌红绛，脉洪数。

治法：清气凉营。

方药：清瘟败毒饮加减。

组成：生地黄、黄连、黄芩、牡丹皮、石膏、栀子、玄参、犀角、连翘、赤芍、知母、桔梗等。

（三）治疗要旨

1. 审因论治，首重祛邪

王灿晖教授认为外感热病的整个发病过程即正邪相搏的过程，病邪是致病的主要因素，故有针对性地祛邪是治疗本病的首要任务，强调"审因论治"以祛邪。例如，风热犯肺，则辛凉泻热；暑热郁表，则解表清暑；外感湿热，则解表化湿；燥气伤肺，则凉表清燥等。因此，王灿晖教授提出外感热病的辨证论治需要结合病因病位，采取相应的祛邪之法。治疗重在"清"与"透"。病毒感染性高热虽病变单纯、病机明确，但由于其特异的致病因素为病毒，治疗时抗生素疗法难以发挥作用。临床按传统的"卫气营血"理论施治，亦虽能收到一定的效果，但从总体来看疗效尚不够理想，往往是高热难退，或退亦缓慢，或退后复升。王灿晖教授根据本病的证候特点提出本病的治疗应以辨病治疗，结合辨证制方用药，治疗的目的在于抗毒退热、透邪外达，只要诊断明确、制方合度，治疗首尾可以一法一方贯之。治疗始终围绕"邪热"二字，重在"透""清"。"透"为透邪出表之意，里热内郁，不得外解时，通过透散热邪外出，使内郁热势透散而去。"清"乃清泻内热之法，取清热泻火解毒之品以清解热毒。

2. 遵守病机，辨证论治

外感热病传变迅速，变化多端，卫气营血、阴阳病变各有其病机转化、病理特征，需根据不同阶段采取不同的治法。正如叶桂所言"在卫汗之可也，到气才可清气，入营尤可透热转气，入血就恐耗血动血，直须凉血散血"的卫气营血辨证之法，或为吴瑭所创立的"治上焦如羽，治中焦如衡，治下焦如权"的三焦辨证之论。

3. 通达常变，全面兼顾

外感热病虽有一定规律，但也存在特殊变化，治疗上要遵守治疗大则，不可一味拘泥常法，应根据具体病情，临证应变。例如，里证为急的情况下，也可先攻里。另外，治疗过程中也要顾及患者是否合并其他疾病，若在疾病发展的过程中出现几个证型交错的局面，其病位也是多脏腑的，则治疗时较为棘手，不是单用一法就能解决所有问题，这就意味着必须根据受损脏腑和证候的性质多法并举，全面兼顾。

4. 注重扶正，调整机能

王灿晖教授强调治疗外感热病的过程虽以祛邪为首要任务，但也不能忽略正气的调养。在外感热病的病机演变过程中，正邪关系密切，随着病程的进一步发展，正气虚弱的表现逐渐显现，机体处于正虚邪实的状态，此阶段的治疗必须采取扶正祛邪同时进行的方法，并在扶正的同时强调顾护阴液。津液是人体内的基本物质，也是保护人体正气，增强抵抗力的基础。同时，养阴药中很多药物也具有一定的清热作用,如玄参、知母等。

（四）常用药对

1. 鸭跖草、板蓝根

鸭跖草,味甘、淡,性寒,归肺、胃、小肠经,功可清热泻火、解毒、利水消肿。板蓝根,味苦,性寒,归心、胃经,功可清热解毒,凉血利咽。两者相伍,可加强清热解毒之效。鸭跖草、板蓝根经现代药理实验证明均具有一定的杀灭或抑制病毒的作用。

2. 柴胡、蝉蜕

柴胡,味苦,性微寒,归肝、胆经,功可和解表里、疏肝、升阳。蝉蜕,味甘,性寒,归肺、肝经,可散风除热、利咽、透疹、退翳、解痉。两者相伍,清透之力更甚,可加强透散泻热之功,而助退热。

3. 太子参、白术

太子参,味甘、微苦,性平,归脾、肺经,功可益气健脾,生津润肺。白术,味苦、甘,性温,归脾、胃经,功可健脾益气、燥湿利水。两者相伍,可补肺健脾,更有助于外感热病后期气阴两伤的恢复。

（五）生活调摄

对于外感热病的防治,王灿晖教授首先强调生活调摄,平素注重身体锻炼,提高抗病能力是预防疾病发生、传变的重要条件。其次,要注重环境卫生,不仅注意周围环境、饮食的外部卫生,还要注意心理的内部健康。再次,要防止病邪侵袭,随四时季节变换,调节身体对寒暖的感知,气候变化较大时,不可骤然增减衣物。在疾病流行期间,避免与患者直接接触,经常保持卫生清洁。最后,可采取药物、接种疫苗等措施进行疾病预防。

二、医案举隅

案例一

【初诊】患者,徐某,女,30 岁。2019 年 7 月 2 日。

主诉:反复发热 6 月余,加重 2 周。

现病史:患者 6 个月前反复发热,面颊对称性红斑,于外院确诊为"亚急性皮肤型红斑狼疮",予以激素治疗后病情缓解。近 2 周,自停激素,发热又作,最高体温 39.6℃。

既往史:既往体健。

刻下:发热以日晡为甚,周身疼痛,心烦不寐,颧红伴蝶形红斑、色暗,胸背部及两手背斑疹隐隐,尿黄赤,大便秘结。

体格检查：体温 38.7℃，面颊对称性红斑。舌红绛，苔黄，脉弦细数。

实验室检查：① 血常规示白细胞 $3.4×10^9$/L，中性粒细胞比率 50.4％；② 血沉示 35 mm/h。

辅助检查：抗核抗体谱及血管炎基本套①示抗核抗体阳性，抗 SSA、SSB 抗体阳性。

诊断：

西医诊断：亚急性皮肤型红斑狼疮。

中医诊断：发热病(热毒炽盛，气营两燔)。

治疗：清气泻热，解毒凉营。

处方：清营汤加减。水牛角 30 g(先煎)，生石膏 30 g，生地黄 15 g，玄参 10 g，麦冬 10 g，丹参 10 g，黄连 6 g，金银花 10 g，连翘 10 g，甘草 6 g。7 剂，每日 1 剂，水煎服。400 mL 早晚分服。

【二诊】2019 年 7 月 9 日。

患者身热渐退，斑疹颜色亦稍浅，然时有心烦，口干唇燥，尿黄赤。体格检查：体温 36.7℃，面颊稍红，舌红苔黄，脉弦细数。辅助检查：血常规示白细胞 $5.0×10^9$/L，中性粒细胞比率 60.2％；血沉示 28 mm/h。治法同前，拟前方去黄连，加玉竹 10 g。7 剂，每日 1 剂，水煎服。400 mL 早晚分服。

【三诊】2019 年 7 月 16 日。

患者身热明显减退，斑疹色淡红，颧红，盗汗明显，头晕乏力。体格检查：体温 36.5℃，面颊淡红，舌红苔少，脉细数。此证属阴虚火热，治以滋阴清热，拟青蒿鳖甲汤加减。处方：青蒿 12 g，鳖甲 15 g，玄参 12 g，知母 12 g，地骨皮 10 g，黄柏 10 g，玉竹 10 g，丹参 10 g，生地黄 15 g，甘草 5 g。7 剂，每日 1 剂，水煎服。400 mL 早晚分服。

【预后】7 剂后身热尽退，调治 2 个月后恢复工作。

【按语】初诊时，王灿晖教授认为本病多由先天禀赋不足、肝肾阴亏或久病体虚而易致外感热毒之邪，或因饮食、劳倦、情志、药损等诱因扰动而内生虚火，火热串流脏腑经络，气血失调，火热煎熬津液，久而酿生郁热而致病。总而言之，本病总以肾虚为本，热毒为标，瘀血贯穿病程的始终。初期治疗应以清热解毒凉血为基本原则。方中水牛角、生石膏、生地黄等凉血解毒，甘草清热保津，连翘、黄连清泻气分之火邪。全方以清热解毒为主，以凉血散瘀为辅，可使火热毒邪速除。王灿晖教授认为，在治疗外感热病选择清热解毒药物时，应看到疾病的两面性，如本案既要看到营分热毒炽盛，也要意识到机体营阴受损的一面，因此在治疗本案时，应该选用以甘、苦、寒或苦、咸、寒为主的药物，以免苦寒燥烈太过。清营汤中所用金银花、

---

① 血管炎基本套包括抗中性粒细胞胞浆(即胞质)抗体测定、抗核抗体测定、抗中性粒细胞蛋白酶 3 抗体检测、抗肾小球基底膜抗体测定。

连翘、犀角(水牛角代替)等,便体现了这一点。王灿晖教授还指出,凉营散瘀的药物应以"凉散"并重,既不能一味地选用寒凉药或酸性收涩药,也不能一味地使用辛燥破血之品。王灿晖教授在临证治疗时常选用丹参、牡丹皮、赤芍等,这些药物均可入心营血分,活血养血,不仅清热凉血,还有散瘀之效。对于营分病变的治疗格外有效。

二诊时,经上方治疗后,患者身热、斑疹渐减,心烦、口干等症状的出现正是疾病发展过程中邪入营血,相互搏结,胶结难清,加重阴液耗伤,而致脏腑阴津耗损的阶段。王灿晖教授认为疾病发展过程中病情的轻重也与阴液耗损的程度密切相关,故在清热解毒的同时顾护津液,配以滋阴生津之品。

三诊时,王灿晖教授认为患者此阶段属气血阴阳失衡阶段,《景岳全书·寒热》指出:"阴虚之热者,宜壮水以平之。"因此,王灿晖教授临床上寻求养阴透热之法以消阴虚内热。青蒿味苦,性寒,引邪外出,与鳖甲相伍,有先入后出之妙。鳖甲领之入阴分也;青蒿领之出阳分也。生地黄清热凉血,养阴生津,有增强全方驱散血分余热的功效。在运用此方治疗本病后期时,还应注意根据患者整体情况随症加减。在滋阴方面,王灿晖教授提出"滋而不腻,滋而能通"的原则。因为大多数滋阴药物的性质都偏滋腻,有碍脾胃运化,则气机受阻、邪气困遏,使营热难以宣发清透,营分病变难以纠正,故有叶桂所云营热证应"先清营热,勿得滋腻为稳"。因此,在滋养营阴的药物选择上,王灿晖教授常选用甘寒之品,如麦冬、石斛、生地黄、玉竹等,玄参味咸,性寒,也常被选用。而在血分证中,邪热日久伤及肝肾阴血,故常用一些酸寒或血肉有情之品,如阿胶、猪肤、鸡子黄等。

案例二

【初诊】患者,方某,男,21岁。2019年7月4日。

主诉:发热10天。

现病史:患者10天前出现发热,体温高达39.5℃,于外院就诊,查血、尿常规均未见明显异常,胸部X线片等检查也未发现异常,诊断为"病毒感染性高热",给予抗病毒、退热等对症治疗,但体温始终未退。

既往史:既往体健。

刻下:高热,体温39.5℃,有汗不解,无头痛、咳嗽等不适。

体格检查:体温38.8℃,两肺呼吸音清,未闻及明显干、湿啰音。腹平软,无压痛及反跳痛。舌红,苔薄黄,脉洪数。

实验室检查:血常规示白细胞$4.8×10^9$/L,中性粒细胞比率61.2%;尿常规正常。

辅助检查:胸部CT示未见明显异常。

诊断:

西医诊断：病毒感染性高热。

中医诊断：发热病(气分炽热)。

治疗：清热解毒,透邪泻热。

处方：清气解毒合剂加减。鸭跖草 30 g,忍冬藤 20 g,板蓝根 20 g,连翘 15 g,蝉蜕 8 g,柴胡 10 g,蒲公英 20 g。5 剂,每日 1 剂,水煎服。400 mL 早中晚分服。

上方每 8 小时服用 1 次,第 2 天后体温降至 38℃,第 4 天后体温正常。

【二诊】2019 年 7 月 9 日。

患者体温正常 2 天,出现神疲嗜睡、不欲饮食等症状,持续嗜睡近一昼夜。

体格检查：体温 36.6℃,两肺呼吸音清,未闻及明显干、湿啰音。腹平软,无压痛及反跳痛。舌偏红,苔薄黄,脉细数。

实验室检查：血常规示白细胞 4.0×10^9/L,中性粒细胞比率 58.6%。

诊断：

西医诊断：上呼吸道感染。

中医诊断：发热病(气阴两伤)。

治疗：滋阴益气,健脾和胃,拟沙参麦冬汤加减。

处方：太子参 15 g,南沙参 15 g,北沙参 15 g,麦冬 10 g,天花粉 10 g,黄精 10 g,石斛 10 g,鸡内金 10 g,石菖蒲 6 g,茯苓 10 g,陈皮 6 g。5 剂,每日 1 剂,水煎服。400 mL 早晚分服。

【三诊】2019 年 7 月 14 日。

患者体温正常 1 周,嗜睡好转,仍有乏力,食欲好转,自汗,活动后明显。

体格检查：体温 36.0℃,两肺呼吸音清,未闻及明显干、湿啰音。腹平软,无压痛及反跳痛。舌淡红,苔薄白,边有齿痕,脉细。

诊断：

西医诊断：上呼吸道感染后。

中医诊断：体虚(肺脾气虚)。

治疗：益气固表,健脾补肺,拟补中益气汤加减。

处方：黄芪 15 g 太子参 15 g,炒白术 10 g,防风 10 g,炒薏苡仁 10 g,炒谷芽 10 g,炒麦芽 10 g,陈皮 6 g,炙甘草 6 g,茯苓 10 g。5 剂,每日 1 剂,水煎服。400 mL 早晚分服。

【预后】上药连服 5 天后诸症消失。

【按语】病毒感染性高热的临床特点是发热,且热势较高。整个病变以全身性的中毒症状为主要表现,缺少特异性的定位症状和体征,实验室检查一般也无明显脏器损害的结果提示,白细胞总数一般不升高,有时还有降低的倾向。王灿晖教授结合西医学的认识,运用温病学理论分析了本病的临床特点,提出病毒感染性高热的病因是温邪,这种温邪的显著特点是具有强烈的温热性质,致病以发热为典型的临床表现,即在病变初期,就表现出了明显的热象。王灿晖教授结合自己多年的临床体会,通过反复的临床观察和验证,创立了"清解退热法",其专治病毒感染性高热,取得了良好的疗效。药由鸭跖草 20~30 g,忍冬藤 20~30 g,板蓝根 20 g,蒲公英 20 g,蝉蜕 8 g,连翘 10 g,柴胡 10 g 组成。本方以鸭跖草、板蓝根为君药,解热毒,退邪热;忍冬藤为臣药,助君药以清热解毒;连翘、柴胡、蝉蜕为佐药。本方的作用主要在"清""透"两端。"清"者清解热毒以退热,热毒得清,病源即除,热势自退。方中板蓝根、蒲公英、鸭跖草、忍冬藤等,经现代药理实验证明均具有一定的杀灭或抑制病毒的作用。"透"者透散邪热以祛邪外出。热势散漫,蒸蒸而热者"透"则顺其病势促邪外达;里热内郁,易外解时"透"能解散郁热之势,使内郁之热既可直折而去,又可透散外出。方中柴胡、蝉蜕、连翘具有透散泻热之功,有着良好的解热之效。动物实验亦证实,本方具有良好的抗病毒感染及退热作用,其水煎液在鸡胚中具有良好的抗流感病毒作用,主治病毒感染性高热之气分热盛证。症见高热持续,朝轻暮重,有汗而热不解,或汗出热减旋又复热,血常规示白细胞正常或偏低,抗生素治疗无效。病变初起,表证明显者可加荆芥 10 g,淡豆豉 10 g,防风 6 g 以助发散表邪;头痛明显、汗出不多者可加羌活 10 g(暑季则改加香薷 10 g)以散邪止痛;湿邪明显、胸脘痞闷、舌苔厚腻者可加藿香 10 g,厚朴 6 g 以芳化湿邪。由于本病属高热急证,根据"急证急攻"的原则服药次数每日应不少于 3 次,即早、中、晚各服 1 次,必要时夜间还需加服 1 次。根据临床观察,一般服药 1 剂后热势即可逐渐减退,2~3 剂后体温即可恢复正常,且很少回升反复。王灿晖教授治疗外感热病重视服药方法:认为临床对外感高热辨治不效,往往不是处方用药不对证,而是药轻病重或不当煎服。柴胡大剂量使用有确切的退热作用,配伍得当可用于各型外感发热。宣透外邪之剂均不宜久煎,头煎 15 min,二煎 20 min。外感发热患者首服中药煎剂可每日 2 剂,每日 4 次(昼 3 次,夜 1 次)分服,以保持药性在体内的必要浓度,充分发挥药力和药效,待体温降至 38℃ 以下,可常规每日 1 剂,分 2~3 次服用。初诊考虑患者气分热盛,给予清气解毒合剂加减后体温即明显下降。

　　二诊患者出现嗜睡症状,王灿晖教授认为这是外感热邪灼伤阴液的缘故。《素问·阴阳应象大论》曰:"阳胜则阴病。"温热病后期,症见神倦消瘦、不欲饮食、脉细数等,当属气阴两伤,治疗以益气养阴为主。方中南沙参、北沙参、麦冬清养肺胃,天花粉生津解渴,太子参益气健脾,茯苓健脾化湿,陈皮燥湿化痰,合而成方,有清养肺胃、生津润燥之功。

　　三诊患者体温恢复正常,嗜睡、食欲均较前好转,正气逐渐恢复,王灿晖教授认为本病后期应重视固本培元,通过调补脾胃以辅助正气。健脾之品多辅以益气健脾药物,如黄芪、太子参、茯苓等。由于脾运不健,胃的受纳腐熟功能也受影响,常伴有食欲欠佳,故加入炒谷芽、炒麦芽等消食开胃之品。

第二章　肺　炎

　　肺炎是临床常见的感染性疾病之一，多由细菌、病毒、真菌、寄生虫等致病微生物引起，主要临床表现为发热、咳嗽、咳脓性痰，可伴胸痛或呼吸困难、痰中带血等。王灿晖教授认为，本病在中医学属于"咳嗽""风温"等范畴，其中合并发热的肺炎，可对应现代中医"风温肺热病"的范畴。风温肺热病是"风温"与"肺热"的合称。"风温"一名首见于《伤寒论·辨太阳病脉证并治》："太阳病，发热而渴，不恶寒者，为温病。若发汗已，身灼热者，名风温。"但这是一种温病误汗而发生的变证，并不是一种独立的疾病。南北朝陈延之所著的《小品方》里提到葳蕤汤可治疗风温，将"风温"作为一种疾病的名称，自此风温开始有了病名的概念。王灿晖教授应用温病学理论，分析研究了本病的病因病机和证候特点，并结合现代医学的认识，制订了相应的治疗方案，临床疗效显著。

一、临证经验

（一）病因病机

　　王灿晖教授认为本病是由风热之邪引起的急性外感热病。晋代王叔和在《伤寒例》中云："阳脉浮滑，阴脉濡弱者，更遇于风，变为风温。"此提出风温是由伤寒之后又感受风邪而成。陈延之指出"风热相搏，即发风温"，提出风温致病为风热病邪所致。宋代庞安常在《伤寒总病论》中提出风温的病因是先伤于风，复伤于热，主要症状是四肢不收、头痛身热、常自汗出不解，治法重点在少阴、厥阴，并认为不可发汗，汗出则出现谵语。

　　古代医家认为本病的发生有一定的季节性规律。例如，唐代孙思邈在其著作《备急千金要方》中开始把"风温"列为时令疾病，并提出："宜精察节气，其新故二气相搏，喜成此疾。"清代叶桂在《三时伏气外感篇》中提到"风温者，春月受风，其气已温"，把风温作为感受时令之邪所致的春季新感温病立论。清代陈平伯在第一部风温专著《外感温病篇》中言："风温为病，春月与冬季居多，或恶风，或不恶风，必身热，咳嗽，烦渴"，论述了风温的发病季节、初起证治、演变情况及兼夹证治等。王灿晖教授认为，风温肺热病虽多见于冬春季，但其他季节亦可发生。在冬春季多以风热之邪为主要致病因素，而在夏季则往往兼夹暑湿、暑热、湿热，在秋季又以燥热为主。而热邪作为一种致病因素贯穿其中，无论何季，无论兼夹，总以邪热炽盛为主要病机。在其病变过程中，邪热极易灼伤津液，造成脉道中津液不足，而致血行不畅，从而形成温病热瘀证。本病的发展规律是一个由表入里、由浅入深、由实转虚的过程。

（二）辨证要点

王灿晖教授认为，风热病邪属阳邪，多从口鼻、皮毛侵入人体，肺位居高，首当其冲，所以本病初起以邪犯肺卫为主要病机，病变部位在肺经，故病变初起常见发热、微恶风寒、咳嗽、口微渴等肺卫证候。吴瑭曰："凡病温者，始于上焦，在手太阴。"若感邪尚浅，经及时有效治疗，则可治愈而不发生传变。若未及时治疗或者治疗不当，肺卫之邪不解而深入，可有两种发展趋势：一是顺传于气分，二是逆传心包。如邪热传入气分，邪热壅肺，可见身热、咳喘，伤及肺络则见胸痛、痰中带血；如邪热传入阳明，胃肠热盛，可见大热、大渴、大汗、便秘或下利等表现；如热邪直接内传心包，闭阻心窍，可出现神昏谵语、身热肢厥等重症。若出现正气外脱，则病情更为危重。若邪热波及营分，扰及血络，则见肌肤红疹。风温病后期，多致肺胃阴伤，可见低热、咳嗽少痰、口干咽燥等症。

王灿晖教授根据本病的病因病机特点，临证之时将本病分为 4 个证型进行论治。

1. 邪犯肺卫证

主症：发热重，恶寒轻，咳嗽痰白、口微渴，头痛，鼻塞，舌边尖红，苔薄白或微黄，脉浮数。

治法：宣肺透表，清热解毒。

方药：银翘散合麻杏石甘汤加减。

组成：金银花、连翘、荆芥、淡豆豉、薄荷、牛蒡子、桔梗、竹叶、芦根、甘草等。

2. 痰热壅肺证

主症：高热不退，咳嗽，咳痰黄稠或咳铁锈色痰，胸痛，呼吸气促，口渴烦躁，小便黄赤，伴见大便干燥或便秘，舌红苔黄，脉洪数或滑数。

治法：清热化痰，宣肺止咳。

方药：麻杏石甘汤合千金苇茎汤加减。

组成：炙麻黄、杏仁、生石膏、黄芩、知母、土贝母、瓜蒌子、冬瓜子、薏苡仁、虎杖、半枝莲、芦根等。

3. 痰浊阻肺证

主症：咳嗽，咳声重浊，胸闷，咳白黏痰，伴有疲倦纳呆，腹胀，便溏，舌淡红，苔白腻，脉滑。

治法：燥湿化痰，宣肺止咳。

方药：二陈汤合三子养亲汤加减。

组成：法半夏、陈皮、紫苏子、莱菔子、白芥子、茯苓、甘草等。

4. 正虚邪恋证

主症：干咳少痰，口燥咽干，神倦纳呆，舌淡红，苔薄白或白腻，脉细滑。

治法：养阴益气，清散余邪。

方药：沙参麦冬汤加减。

组成：南沙参、麦冬、玉竹、天花粉、太子参、白术、五味子、青蒿、枇杷叶等。

(三) 治疗要旨

1. 首重"清泻肺热"法

风温肺热病是由风热病邪引起，由于其温热属性，易化燥化火，故清热泻火解毒的治法是临床使用最广泛的祛邪之法。王灿晖教授认为，由于风温肺热病的主要病变在肺经，故以清泻肺热为主要治疗原则，并注重透邪外出。对本病的辨证论治，临床一般以卫气营血理论为依据。王灿晖教授认为，邪在卫分时应予以解表透邪，但清热亦不可忽略，所以在使用金银花、连翘等透邪之品时，往往也要合用黄芩等药以清泻肺热。同时认为，邪在卫分时固然可用透邪之品以发表祛邪，而邪在气分、里热炽盛而内郁之时，亦可通过透邪外出之法，使内郁之热随之而散。当邪介于卫分与气分之间时，由卫分向气分传变，此时可加入柴胡、蝉蜕等清气分药以清透邪热。

2. 重视"热瘀证"

王灿晖教授还注重热瘀证的治疗，他认为邪热炽盛最易耗伤津液，使得脉络失润而络脉损伤，进而发生瘀血、出血病变。邪在气分阶段往往由于热邪亢盛未能得解，津液损伤难以及时修复，而使病变由实热逐渐变成实中夹虚。在这种情况下气分之热便易乘虚内陷营血，劫营伤阴，耗血动血。因此凡气分热盛不解，阴液损伤显著，有内陷营血之热者，即应考虑有热瘀形成的可能，而邪入营血后大多热瘀已经形成，所以除了热入营血需滋阴清热、活血化瘀外，在气分证时如有憋闷气喘、胸痛，即肺络夹有瘀滞、气血不畅、肺气失降之象，除予以清肺热外，可加少量活血通络之品以增液行血、调畅气机。这对阻断病情进一步发展有着十分重要的意义。

3. 结合现代医学认识的治疗

王灿晖教授认为，中医治疗风温肺热病，可结合现代的辨病认识和治疗经验，进行选方用药。一是临床必须结合现代医学认识，运用现代诊断技术以明确病原体诊断，在此基础上再选用经过实践验证对某种病原体确有疗效的方药；二是在明确病原体的基础上，还要根据现代医学认识了解其病理变化和发展规律，因为这样可以在治疗上针对不同疾病的病理变化特点进行配合用药。例如，临床治疗大叶性肺炎，除了运用传统的温病学辨证施治方法外，大多结合现代医学认识进行辨病治疗;使用对大叶性肺炎肺部实变的病理变化具有较好改善作用的活血化瘀药物,如桃仁、赤芍之类。临床观察表明,这对促进肺部实变的及早吸收,争取疾病的早期治愈,具有十分重要的意义。

(四) 常用药对

1. 金银花、连翘

金银花质体轻扬,气味芳香,既能清气分之热,又能解血分之毒;连翘轻清上浮,善走上焦,以泻心火,破血结,散气聚,消痈肿。两者相须为用,并走于上,轻清升浮宣散,可增强清气凉血、清热解毒的力量。

2. 桔梗、杏仁

桔梗以升为主,可宣肺祛痰、排脓消痈;杏仁辛散苦降,以降为主,可化痰利肺而止咳平喘、润肠通便。二药相伍,一升一降,调和气机,并可加强祛痰止咳之力。

3. 栀子、黄芩

栀子味苦,性寒,善清三焦之火,既能清气分之热,又可清血分之热,可泻火除烦、清热利湿、凉血解毒;黄芩亦为苦寒之品,善清上焦之火,可清热燥湿、泻火解毒、止血安胎。两者相伍,可增强清泻肺热之力。

4. 瓜蒌子、牛蒡子

瓜蒌子味甘,性寒,归肺、胃、大肠经,可清化痰热、宽胸理气、润肠通便;牛蒡子味苦、辛,性寒,归肺、胃经,可疏散风热、解毒透疹、利咽散肿。瓜蒌子、牛蒡子相伍则具有清肺热、润肺燥、化痰热、润肠通便的功效。

5. 南沙参、麦冬

南沙参味甘,性微寒,可养阴清肺、祛痰止咳;麦冬味甘、微苦,性微寒,可清心润肺、养阴生津。二药配伍,可加强养阴润肺之效。

(五) 生活调摄

(1) 患者的房间要保持干净整洁,每天早晚开窗通风不少于半小时,通风时患者要注意避免感冒。体温高于38.5℃时可以使用冰袋放置于头部降温,或者以温水擦拭身体进行物理降温,擦拭时注意在腋下、掌心等处稍用力,停留时间稍长。

(2) 根据天气变化及时增减衣物,防止淋雨,预防感冒。

(3) 患者应注意保证足够的休息时间,勿进行剧烈运动,可根据身体情况进行体育锻炼。

(4) 患者的饮食应清淡、易消化,多食用新鲜蔬菜、水果,保证营养均衡,要忌过于油腻、辛辣刺激、生冷的食物。适度喝水以促进痰液排出,补充发热时丢失的水分。

(5) 患者应保持心情愉快,避免不良精神刺激,学会自我调节情绪。良好的心理状态有助于病情的恢复。

二、医案举隅

【初诊】患者,陈某,女,32岁。2018年10月15日。

主诉:发热、咳嗽7天。

现病史:患者7天前受凉后出现咳嗽,咳黄痰,发热,体温最高达39.5℃,服头孢克肟、清开灵颗粒等药,未见好转,并觉右胁肋刺痛,乏力,无胸闷心慌,无夜间潮热盗汗,无恶心、呕吐,无鼻塞流涕。

既往史:既往体健。

刻下:发热,但热不寒,咳嗽阵作,痰黄质黏,难以咳出、量中等,右胁肋刺痛,精神不振,口干,纳谷不香,小便调,大便不成形、黏滞不爽,无腹痛,夜寐欠安。

体格检查:体温38℃,听诊两肺呼吸音粗,右下肺可及少许湿啰音。心率96次/分,律齐。舌质红,苔薄黄腻,脉滑数带弦。

实验室检查:血常规示白细胞$12.4×10^9$/L,中性粒细胞比率79%。

辅助检查:胸部X线片示右下肺模糊阴影。

诊断:

西医诊断:右下肺炎。

中医诊断:风温肺热病(痰热壅肺)。

治疗:清热宣肺,止咳化痰。

处方:麻杏石甘汤合三仁汤加减。麻黄6 g,杏仁9 g,生石膏30 g(先煎),甘草3 g,薏苡仁20 g,炒薏苡仁20 g,茯苓15 g,化橘红6 g,鱼腥草30 g,冬瓜子15 g,丹参10 g,全瓜蒌12 g。3剂。

嘱清淡饮食,避风寒,注意休息。

【二诊】2018年10月18日。

患者发热已退,无恶寒,咳嗽好转,痰量减少,色转白,仍较黏稠,右胁痛明显减轻,精神转佳,仍口干,纳谷增,大便基本正常。听诊两肺呼吸音清,两肺未闻及明显干、湿啰音。心率76次/分,律齐。舌淡红,苔薄黄腻,脉细滑。治法同前,予清热宣肺,止咳化痰。以原方继进5剂。

【三诊】2018年10月23日。

患者无恶寒发热,干咳少痰,无胁痛,口干,纳谷可,大便正常。体格检查:听诊两肺呼吸音清,两肺未闻及干、湿啰音。心率72次/分,律齐。舌淡红,苔薄黄腻,脉细滑。实验室检查:复查血常规示白细胞总数正常。辅助检查:胸部X线片示右下肺炎已完全吸收。证属正虚邪恋,治以润肺止咳,清热化痰。处方:麦门冬汤合桑杏汤加减。南沙参15 g,制半夏9 g,麦冬9 g,甘草3 g,桑叶9 g,陈皮9 g,杏仁9 g,金银花12 g,冬瓜子12 g,炒薏苡仁30 g,枇杷叶12 g(包煎)。7剂。

【预后】1 个月后随访,患者诉第 3 次药服完已基本无不适症状,又自取原方服 7 天,诸症皆无。

【按语】本案患者为青年,正气尚足,此次因风热之邪外侵,由卫入气,故但热不寒;邪热恋肺,失于清肃,灼液为痰,故咳嗽、咳黄痰。邪犯肺络,不通则痛,故胁肋痛。大便黏滞不爽,舌苔黄腻,脉滑数,为湿热内蕴之象。故初诊予麻杏石甘汤合三仁汤加减以宣肺泻热,其中全瓜蒌除化痰外尚有宽胸理气之效,丹参有活血通络之功。二诊患者症状已明显好转,效不更方。三诊患者表现为邪热渐解,痰浊未清,而有气阴两虚,故治疗除清热化痰外,还着重养阴润肺,方用麦门冬汤合桑杏汤加减。本案中王灿晖教授先予清泻肺热、理气活血,再以养阴润肺、清热化痰,使肺炎得以很快痊愈。

第三章　支气管哮喘

支气管哮喘是由多种细胞包括嗜酸性粒细胞、肥大细胞、T 淋巴细胞、中性粒细胞、平滑肌细胞、气道上皮细胞等，以及细胞组分参与的气道慢性炎症性疾病。中医学对本病的认识源远流长，《黄帝内经》中的"上气""喘鸣"即哮喘之代称。《金匮要略·肺痿肺痈咳嗽上气病脉证治》中亦有描述，"咳而上气，喉中水鸡声，射干麻黄汤主之"。目前临床中大家普遍认同支气管哮喘属于中医学"哮证""喘证"范畴。但王灿晖教授根据其发病特点并结合现代医学理论，认为以"哮喘"命名更佳。《金匮要略·痰饮咳嗽病脉证并治》曰："膈上病痰，满喘咳吐，发则寒热，背痛腰疼，目泣自出，其人振振身瞤剧，必有伏饮。"隋代《诸病源候论》称本病为"呷嗽"，明确指出本病病理为"痰气相击，随嗽动息，呼呷有声"。这些均是对哮喘发作时喉间哮鸣有声，不能平卧的临床特点之描述。有曰"哮必兼喘"，故名曰"哮喘"则能更好地描述临床症状。

本病发作期常表现为呼吸急促，喉中哮鸣有声，咳喘偶作，有痰或痰盛；缓解期主要表现为易感、气短，劳累、饮食不当、气候变化时均可诱发。王灿晖教授治疗哮喘有其独到的思路与方法，根据本病的发病机制，针对发作期和缓解期制订了不同的治疗原则，临床上灵活运用，颇具疗效。

一、临证经验

（一）病因病机

王灿晖教授认为哮喘的病因既有外因，也有内因。外因责之于感受外邪，接触异物、异味及嗜食咸酸等；内因责之于肺、脾、肾三脏不足，导致痰饮留伏，隐伏于肺窍，成为哮喘之夙根。

哮喘的病理因素以痰为主，朱震亨云，"哮喘专主于痰"。痰的产生，由于上述病因影响肺、脾、肾，肺不能布散津液，脾不能运化精微，肾不能蒸化水液，以致津液凝聚成痰，伏藏于肺，成为发病的潜在"夙根"。

诚如《症因脉治·哮病》所言："哮病之因，痰饮留伏，结成窠臼，潜伏于内，偶有七情之犯，饮食之伤，或外有时令之风寒束其肌表，则哮喘之症作矣。"哮喘的发生：宿痰内伏于肺，气候变化、饮食不当、情志失调、劳累过度等俱可诱发，如外邪侵袭、外感风寒或风热之邪,其中尤以气候因素为主,以致痰阻气道,肺失肃降,肺气上逆,痰气搏击而发出痰鸣气喘声。

由于病因不同,体质差异,又有寒哮、热哮之分。哮因寒邪诱发,素体阳虚,痰从寒化,属寒痰为患则发为冷哮;若因热邪诱发,素体阳盛,痰从热化,属痰热为患则发为热哮。或由痰热内郁,风寒外束,则为寒包火证。寒痰内郁化热,寒哮亦可转化为热哮。

另外,王灿晖教授通过多年临床观察,发现哮喘发作时除呼吸困难、喉中痰鸣有声外,还伴有面色晦暗、胸闷、胸胁疼痛、舌质紫暗、口舌发绀等瘀血症状。王灿晖教授认为,哮喘反复发作,迁延不愈,肺气闭阻,宣降失常,必然会影响肺脏布津行血,使津聚成痰、血滞为瘀,痰瘀相互为患。所谓久病成瘀,现代医学研究发现,在发生气道高反应的哮喘患者支气管肺泡灌洗液中嗜酸性粒细胞增加。嗜酸性粒细胞被激活后可释放血小板活化因子、前列腺素、组胺、氧自由基、神经毒素等炎性介质,由此可导致气道上皮损伤破坏,支气管平滑肌收缩、增厚,血管通透性增加,黏膜瘀血、水肿,炎性分泌物增多。

若哮喘反复发作,寒痰伤及脾肾之阳,痰热伤及肺肾之阴,则可由实转虚。哮喘为本虚标实之病,标实为痰浊,本虚为肺脾肾虚。因痰浊而导致肺、脾、肾虚衰;肺、脾、肾虚衰又促使痰浊生成,使伏痰益固,且正虚降低了机体抗御诱因的能力。本虚与标实互为因果,相互影响,故本病难以速愈和根治。发作期以标实为主,表现为痰鸣气喘;缓解期以肺、脾、肾等脏器虚弱之候为主,表现为短气、疲乏,常有轻度哮证。若哮喘大发作,或发作呈持续状态,邪实与正虚错综并见,肺肾两虚而痰浊又复壅盛,严重者因不能治理调节心血的运行,命门之火不能上济于心,则心阳亦同时受累,甚至发生"喘脱"危候。

(二)辨证要点

王灿晖教授认为痰阻气道,肺失肃降,痰气搏击引起的喉中哮鸣有声,呼吸急促困难,甚则喘息不能平卧等,是哮喘的基本证候特征,并且他十分认同根据发作期及缓解期进行辨证论治。

本病呈发作性,发作突然,缓解迅速,一般以傍晚、夜间或清晨最常见,多在气候变化,由热转寒,以及深秋、冬春寒冷季节发病率高。发作前有鼻痒、咽痒、喷嚏、流涕、咳嗽、胸闷等先兆症状。发作时患者突感胸闷窒息、咳嗽,迅即呼吸气促困难、呼气延长,伴有哮鸣,为减轻气喘,患者被迫坐位,双手前撑,张口抬肩,烦躁汗出,甚则面青肢冷。发作可持续数分钟、几小时或更长。

寒热实证的辨别需分清痰之寒热及是否兼有表证。风邪在表则起病多急,常倏忽来去,发作前自觉鼻、咽、眼、耳发痒,喷嚏,鼻塞,流涕,舌苔薄白,脉弦。

另外,辨虚实,本病属邪实正虚,发作时以邪实为主,未发时以正虚为主,但久病正虚者,发作时每多虚实错杂,故当按病程新久及全身症状以辨明虚实主次。虚证当进一步明确虚之阴阳属性和虚之脏腑所在。

1. 发作期

(1)寒哮

主症:呼吸急促,喉中哮鸣有声,胸膈满闷如窒,咳不甚,痰少咳吐不爽,白色黏痰,口不渴,或渴喜热饮,天冷或遇寒而发,形寒怕冷,或有恶寒、喷嚏、流涕等表寒证,舌苔白滑,脉弦紧或浮紧。

治法:温肺散寒,化痰平喘。

方药:射干麻黄汤加减。

组成:射干、麻黄、细辛、半夏、生姜、紫菀、款冬花、甘草、五味子、大枣等。若表寒里饮,寒象较甚者,可用小青龙汤解表化痰、温肺平喘。

(2)热哮

主症:气粗息涌,喉中痰鸣如吼,胸高胁胀,张口抬肩,咳呛阵作,咳痰色黄或白,黏浊稠厚,排吐不利,烦闷不安,汗出,面赤,口苦,口渴喜饮,舌质红,苔黄腻,脉弦数或滑数。

治法:清热宣肺,化痰定喘。

方药:定喘汤加减。

组成:麻黄、杏仁、黄芩、桑白皮、半夏、款冬花、紫苏子、白果、甘草等。

2. 缓解期

(1)肺虚

主症:气短声低,动则尤甚,或喉中有轻度哮鸣声,咳痰清稀色白,面色㿠白,常自汗畏风,易感冒,每因劳倦、气候变化等诱发哮病,舌淡苔白,脉细弱或虚大。

治法:补肺固卫。

方药:玉屏风散加减。

组成:黄芪、白术、防风等。

(2)脾虚

主症:平素痰多气短,倦怠无力,面色萎黄,食少便溏,或食油腻易于腹泻,每因饮食不当而诱发哮病,舌质淡,苔薄腻或白滑,脉细弱。

治法:健脾化痰。

方药:六君子汤加减。

组成:党参、茯苓、白术、甘草、陈皮、半夏等。

(3)肾虚

主症:平素短气息促,动则尤甚,吸气不利,或喉中有轻度哮鸣,腰膝酸软,脑转耳鸣,劳累后易诱发哮病;或畏寒肢冷,面色苍白,舌淡苔白,质胖嫩,脉沉细;或颧红,烦热,汗出黏手,舌红苔少,脉细数。

治法：补肾摄纳。

方药：金匮肾气丸或七味都气丸加减。

组成：① 金匮肾气丸（附子、桂枝、干地黄、山茱萸、山药、茯苓、牡丹皮、泽泻等）；② 七味都气丸（熟地黄、山茱萸、山药、茯苓、泽泻、牡丹皮、五味子等）。

（三）治疗要旨

王灿晖教授认为哮喘的总体治疗原则：发作期清热化痰、祛风解痉、活血养神；缓解期养阴生津、滋补肺肾。《丹溪治法心要·喘》有云："未发以扶正气为要，已发以攻邪为主。"基于哮喘的核心病机特点，即本虚与标实并存，王灿晖教授在治疗哮喘时更重内因，故发作期治标、缓解期治本是本病的治疗原则，除此之外，发作期的治法还需佐以扶正。

1. 发作期

发作时痰阻气道为主，故治以祛邪治标，豁痰利气，但应分清痰之寒热，寒痰则温化宣肺，热痰则清化肃肺，表证明显者兼以解表。王灿晖教授指出，哮喘以宿痰为因，必久伏于内，郁久必有热生，哮喘反复发作，热蒸炼液成痰，顽痰易与热胶结。临床上亦常见哮喘患者合并肺部感染，或因上呼吸道反复感染而使哮喘复发或加重，此为哮喘发病及演变规律。当寒象不显著时，均可从热辨治，尤其体型偏壮实，气粗息涌，汗多者，更可早做热痰相结之治。所以清热化痰法可始终贯穿发作期全程。同时，王灿晖教授认为，哮喘发病病因与外感、饮食、情志及体虚有关，尤其在春、秋季易发病者，多为致敏原刺激诱发，起病急，常见于过敏性哮喘。究其根本，过敏性哮喘是过敏反应造成的支气管炎症，也就是说，过敏体质者对于灰尘、尘螨或细菌感染及某些食物比一般人反应敏感，主要表现在气管狭窄痉挛上，体弱和情绪紧张激动的时候更加容易发生。王灿晖教授认为，过敏体质者往往易受风邪，哮喘的发作前多有鼻咽发痒、喷嚏等外风表现的先兆症状，而后有气道挛急、呼吸急促困难、张口抬肩等内风表现。而这些"风邪"症状既不同于病毒、细菌感染的感冒症状，亦不似出现神志改变的"动风"症状，它只是从表现上与风邪致病的特点相同。风邪犯肺，肺失宣肃，气道痉挛，治疗理当祛风解痉。另外，王灿晖教授认为，对瘀证的治疗可以起到辅助化痰的作用，以防止痰瘀互结后痰更不易化。因此，在哮喘反复发作阶段，均可酌情选择配伍养阴活血利水药，亦可予宁心安神药，以顺利情志、调节自主神经，有助于哮喘的预防和控制。

2. 缓解期

肾气的充足与否与哮喘的治疗密切相关，所以补肾为缓解期的主要治法之一；而哮喘反复，直接耗伤肺脏气阴，在缓解期容易出现气短、小咳，所以补肺养阴益气可以更好地巩固治疗效果，预防哮喘的发生。王灿晖教授结合现代医学，认为预防支气管哮喘复发是治疗哮喘的重要环节，而变应性气道炎症是引起哮喘不断复发的重要病理基础,对于哮喘的防治,应遵循"未发时扶正为主"的原则,主张滋补肺肾配合养阴祛风以改善患者的过敏体质,降低其气道反应性。

在遣方用药方面,王灿晖教授根据其临床经验,提出以下几点。

1. 祛风须兼疏内外

王灿晖教授常在主方中选择加用荆芥 10 g,蝉蜕 10 g,防风 10 g 祛外风,炙地龙 10 g,钩藤 20 g 止内风,以达到止痉平喘之效。临床与实验室检查结果表明,祛风解痉法能降低易感性,降低呼吸道阻力,并且能改善肺功能。药效学的研究机制证明,祛风解痉法可以拮抗组胺和乙酰胆碱对平滑肌的收缩作用,且对大鼠卵蛋白被动皮肤过敏试验有明显的抑制作用,并能明显增强呼吸道的排泄酚红作用。

2. 善用清热药

王灿晖教授认为有痰即有炎症,痰量多少在一定程度上可以反映哮喘并发炎症的程度。而清热药在哮喘发作期可以起到消炎、控制感染的重要作用。例如,现代研究表明,鱼腥草的特异气味主要来源于鱼腥草挥发油中的一种有效成分——鱼腥草素(癸酰乙醛),对卡他球菌、流感杆菌、肺炎球菌、金黄色葡萄球菌等有明显抑制作用。黄芩中提取的黄芩素和黄芩苷元,对多种革兰氏阳性菌如金黄色葡萄球菌、溶血性链球菌,革兰氏阴性菌如大肠杆菌、痢疾杆菌,多种致病性皮肤真菌如白色念珠菌、大小芽孢杆菌等均有不同程度的抑制作用。

王灿晖教授认为咳痰或喉中痰鸣作响,无论痰色深浅,都属伏痰暗与热结,壅塞气道,肺失清肃而上逆,常用鱼腥草 30 g,金荞麦 20 g,桑白皮 10 g 以清热化痰。质稠痰多、热结更甚者加金银花 15 g,黄芩 10 g,知母 10 g,喘甚伴痰多者加虎杖 10 g,石韦 10 g,苦参 10 g,以加大清热作用。

3. 祛邪兼以固本

王灿晖教授主张滋补肺肾配合养阴祛风以改善患者的过敏体质,降低其气道反应性。常用药物有太子参、麦冬、五味子、巴戟天、肉苁蓉、菟丝子、防风等,可收巩固并防止哮喘发作之效。药理研究表明,淫羊藿、巴戟天、菟丝子等温肾之品能改善哮喘患者下丘脑-垂体-肾上腺皮质功能轴的紊乱,提高其兴奋性。此外,动物实验也表明这些药物有镇咳化痰、平喘之效。

(四)常用药对

1. 荆芥、防风

荆芥气清香,质轻上浮,长于发表散风,且微温不烈,药性和缓。防风辛而不烈,甘缓不峻,微温不燥,药性和缓,故被誉为"风药中之润剂",亦为治风通用之品。凡外感表证,风寒、风热,均可配伍应用。二药相须配伍,既能发散风寒,又能祛经络中之风邪,故为四季外感表证、祛外风的常用药对。

2. 地龙、钩藤

地龙味咸,性寒,既能息风止痉,又善清热定惊。现代药理认为地龙含含氮物质,能使肺及支气管显著扩张。钩藤清热平肝,息风止痉,亦能起到镇静和减轻支气管平滑肌痉挛的作用。二药相合,在清热息风、止痉定喘方面有独到疗效。

3. 淫羊藿、巴戟天

淫羊藿又名仙灵脾,味辛、甘,性温,入肝、肾二经,甘温可补命火,壮肾阳。李时珍言:"淫羊藿味甘气香,性温不寒,能益精气······真阳不足者宜之。"巴戟天甘温双补,辛温则散,长于温补肾阳,益精强骨。《本草求真》曰:"巴戟天(专入肾)。辛甘微温。据书称为补肾要剂。"二药相须为用,补火助阳之力更胜,为治肾阳虚的佳品。

4. 鱼腥草、金荞麦

鱼腥草味辛,性寒,有清解肺热、消痈排脓的作用,是治疗肺热咳嗽、痰热壅肺的要药。金荞麦味酸、苦,性寒,可治疗肺热咳喘。现代药理研究表明两者对金黄色葡萄球菌等细菌均有抑制作用。两者相合对肺热炽盛,痰壅气升所致热哮疗效显著。

(五)生活调摄

1. 起居护理

哮喘发作时应卧床休息,重者取半卧位或端坐位。寒哮、虚哮患者的病室宜向阳温暖,注意胸背部保暖;热哮患者的室温宜偏凉;痰黏稠难以咳出时,注意翻身拍背。

2. 给药护理

中药汤剂一般宜温服,寒哮者宜热服;哮喘发作有规律者,可在发作前 1~2 h 服药以缓解症状,服药后观察其效果和反应。

3. 饮食护理

注意饮食调护,保持大便通畅;饮食宜清淡、富含营养,不宜过饱、过甜、过咸,忌生冷、辛辣、鱼腥发物及烟酒等;喘憋多汗者,嘱多饮水。对于咳嗽痰多患者,可适当食用化痰止咳的食疗方,如杏仁粥、陈皮粥等。

4. 避免哮喘的诱发因素

避免摄入引起过敏的食物,室内不种花草,不养宠物,经常打扫房间,清洗床上用品等。帮助患者理解哮喘发病机制及其本质、发作先兆、症状等。指导患者自我监测症状,预防发作。通过定期肺功能监测,客观评价哮喘病情严重程度。帮助患者学会在急性发作时能简单、及时地应对,掌握正确的药物吸入技术,为患者讲解常用药物的用法、剂量、疗效、副作用,与患者共同制订哮喘长期管理、防止复发的计划。

5. 劳逸适当

防止过度疲劳,根据身体情况,进行适当的体育锻炼,如太极拳、内养功法、八段锦、慢跑等,逐步增强体质,以提高抗病能力并预防疾病发展为不可逆性气道阻塞等,防止发生猝死。

二、医案举隅

案例一

【初诊】患者,李某,男,48 岁。2016 年 2 月 29 日。

主诉:喉中哮鸣间作 40 余年,再发 3 天。

现病史:患者幼年罹患支气管哮喘,现已有病史 40 余年,平素规律使用吸入性激素控制病情,但每遇季节天气变化或接触刺激性气味等即会发作,喉中哮鸣反复迁延,经年不愈,常于夜间加重,发作甚时可致昏厥。3 天前气喘再发,咳嗽、咳痰,不能平卧。

既往史:无高血压、冠心病、糖尿病等慢性病史。

刻下:咳嗽气喘,喉中时有哮鸣声,咳痰色黄,质黏稠,口苦,夜寐不佳,不能平卧,纳食不香,小便短赤,大便干。

体格检查:听诊两肺呼吸音粗,两肺可闻及散在哮鸣音。心率 102 次/分,律齐。舌红苔黄腻,脉滑数。

实验室检查:血常规示白细胞 11.67×10^9/L,中性粒细胞比率 75.2%。

辅助检查:肺功能示中度混合型通气功能障碍,以阻塞性为主,每分通气量下降,弥散功能轻度下降,支气管舒张试验阳性。胸部 X 线片示两肺纹理增多。

诊断:

西医诊断:支气管哮喘急性发作期。

中医诊断:哮喘(热哮)。

治疗:清热宣肺,化痰定喘。

处方:定喘汤加减。炙麻黄 6 g,黄芩 10 g,桑白皮 10 g,瓜蒌子 12 g,葶苈子 10 g,鱼腥草 30 g,金荞麦 20 g,紫苏子 10 g,金银花 15 g,苦参 10 g,虎杖 10 g,蒲公英 30 g,款冬花 10 g。7 剂,水煎服。

【二诊】2016 年 3 月 7 日。

患者咳喘仍作,夜间尚可平卧,但痰仍多,呈脓白色状。夜寐不安,纳食二便尚可。体格检查:听诊两肺呼吸音粗,两肺可及散在哮鸣音。心率 88 次/分,律齐。舌红苔黄腻,脉弦滑。实验室检查:复查血常规示白细胞 5.96×10^9/L,中性粒细胞比率 66.4%。治法同前,瓜蒌子 12 g,葶苈子 10 g,石韦 10 g,鱼腥草 30 g,矮地茶 20 g,金荞麦 20 g,合欢皮 10 g,金银花 15 g,黄芩 10 g,苦参 10 g,蝉蜕 10 g,五味子 6 g,菟丝子 10 g,款冬花 10 g,炙百部 10 g,甘草 5 g。7 剂,水煎服。

【三诊】2016 年 3 月 14 日。

患者咳嗽、咳痰明显好转,活动后稍有气喘,痰量减少,色白质黏,夜寐不佳,辗转难眠,纳食二便可。体格检查:听诊两肺呼吸音粗,两肺可闻及散在哮鸣音,较前稍有好转。心率85次/分,律齐。舌红苔黄白微腻,脉弦滑。此乃痰热向解,治法仍同前。处方:瓜蒌子12g,炙地龙10g,石韦10g,葶苈子10g,款冬花10g,炙百部10g,鱼腥草30g,矮地茶20g,金荞麦20g,合欢皮10g,黄芩10g,太子参20g,五味子6g。14剂,水煎服。

【四诊】2016年3月28日。

患者症状稳定,基本无咳嗽、气喘,喉中偶有少量白痰,质黏,睡眠较前好转。听诊两肺呼吸音粗,未闻及明显干、湿啰音。心率85次/分,律齐。舌红苔白,脉细弦滑。处方:太子参20g,麦冬10g,五味子6g,瓜蒌子2g,炙地龙10g,巴戟天10g,肉苁蓉10g,合欢皮10g,金荞麦20g,矮地茶20g,黄芩10g,蝉蜕6g,防风10g。14剂,水煎服。

【五诊】2016年4月11日。

患者无明显咳喘,症状控制。听诊两肺呼吸音稍增粗,未闻及明显干、湿啰音。心率82次/分,律齐。舌红苔白,脉细弦滑。处方:黄芪20g,太子参20g,麦冬10g,五味子6g,防风10g,山茱萸10g,巴戟天10g,肉苁蓉10g,金荞麦20g,菟丝子10g,丹参12g,炙地龙10g。14剂,水煎服。

【预后】治疗半年,随访1年,患者病情稳定,未复发。

【按语】本案患者患肺疾40余载,症状时有反复,王灿晖教授在治疗上少用麻黄类平喘力量较强的药物,而是循序渐进,思路明晰,发作期即使在症状缓解不满意的情况下仍坚持以清热化痰止咳、安神活血祛风收平喘之功,佐以扶正固本的治疗思路。王灿晖教授处方不喜急功近利,本案治疗时长半年,但其疗效稳定,缓解期哮喘治疗始终控制良好,随访1年中哮喘亦未再发作。

案例二

【初诊】患者,王某,女,55岁。2017年11月13日。

主诉:喉中哮鸣间作30余年。

现病史:患者30年前产后受风,随后出现喉中哮鸣时作,于某医院诊断为支气管哮喘,长期使用吸入剂治疗,但控制欠佳,症状时有发生,多于某医院输液治疗。近年来气喘频作,活动耐力降低,前来寻中医治疗。

既往史:患者体虚易感,有高血压病史,已绝经。

刻下:短气息促,动则为甚,不耐劳累,偶有腰膝酸软乏力之感,畏寒肢冷,无明显咳嗽、咳痰等不适。

体格检查:听诊两肺呼吸音粗,未闻及干、湿啰音。心率90次/分,律齐。面色苍白,舌淡暗、苔白,质胖,脉沉细。

实验室检查:血常规示白细胞 $5.14×10^9/L$,中性粒细胞比率 66.7%。

辅助检查:肺功能示轻度阻塞性通气功能障碍,每分通气量中度下降,弥散功能轻度下降,支气管舒张试验阳性。胸部 CT 示两肺纹理增多,两上肺局限性肺气肿。

诊断:

西医诊断:支气管哮喘缓解期。

中医诊断:哮喘(肺肾两虚)。

治疗:补益肺肾,纳气平喘。

处方:生脉地黄汤加减。太子参20g,麦冬10g,五味子6g,巴戟天10g,肉苁蓉10g,菟丝子10g,防风10g,熟地黄15g,生地黄5g,法半夏8g,陈皮10g,茯苓10g,炙甘草6g。14 剂,水煎服。

嘱其清淡饮食,慎起居避风寒,避免接触过敏原,适当进行呼吸锻炼。

【二诊】2017 年 12 月 12 日。

用完药2周后患者仍自觉神疲乏力,动则气喘,畏寒,无明显咳嗽、咳痰,诸症较前稍有好转。听诊两肺呼吸音粗,未闻及干、湿啰音。心率88次/分,律齐。舌淡暗、苔白,质胖,脉沉细。治以补益肺肾,纳气平喘,继续予原方加减。处方:太子参20g,黄芪15g,五味子8g,巴戟天10g,肉苁蓉10g,菟丝子10g,山茱萸15g,防风10g,熟地黄15g,生地黄5g,陈皮10g,茯苓10g,炙甘草6g。14 剂,水煎服。

【三诊】2018 年 1 月 9 日。

患者用药后自觉症状稍有缓解,未继续就诊,近1周来又觉动则喘甚、乏力畏冷、下肢冷痛、情绪烦躁、睡眠欠佳、二便尚调,故再次就医。听诊两肺呼吸音粗,未闻及干、湿啰音。心率85次/分,律齐。舌淡暗、苔白,质胖,脉沉细。处方:太子参20g,黄芪15g,防风10g,炒白芍10g,赤芍10g,五味子8g,巴戟天10g,肉苁蓉10g,菟丝子10g,熟地黄15g,茯苓12g,丹参10g,怀牛膝10g,合欢皮10g。14 剂,水煎服。

【四诊】2018 年 1 月 23 日。

患者病情平稳,下肢冷痛畏寒之感稍有减轻,自觉气短,活动后气喘。听诊示两肺呼吸音稍增粗,未闻及明显干、湿啰音。心率82次/分,律齐。舌暗淡,舌苔胖大,苔白,脉沉。处方:太子参20g,黄芪20g,防风10g,炒白芍10g,赤芍10g,五味子8g,巴戟天10g,肉苁蓉10g,菟丝子10g,熟地黄15g,当归10g,丹参10g,怀牛膝10g,合欢皮10g。14 剂,水煎服。

【预后】患者间断口服中药汤剂近3个月,安然过冬,未急性加重,随后予以膏方续进,症情平稳。

【按语】本案患者久患肺疾,体弱病久,耗伤肾气不易根除,且哮喘反复发作,迁延不愈,肺气闭阻,宣降失常,津聚成痰,血滞为瘀,痰瘀相互为患。故以补肺温肾益气为法,兼以养阴活血祛瘀。诊疗过程中发现此例患者肺功能等理化检查与其供述活动耐力症状有差异,且依从性不佳,情绪反复,故兼用疏肝宁心、顺利情志之品,佐以心理疏导,终获其效。王灿晖教授根据患者病证特点,认为其需要长期调理,故予以膏方续进,随访期内未再急性发作,且气喘诸症均见好转。

第四章　慢性支气管炎

慢性支气管炎是一种严重危害人体健康的常见病,尤以老年人多见,临床上以咳嗽、咳痰,或伴有喘息,以及反复发作的慢性过程为特征。早期多在秋、冬季节发作,至春季病情缓解;后期可不分季节,症状持续存在,常并发阻塞性肺气肿,甚至肺动脉高压、肺源性心脏病。王灿晖教授在诊治本病的过程中,重视对病机的研究,并强调治疗当根据标本缓急的原则,分清虚实主次,辨别湿咳、燥咳,制订相应的治疗方案。

一、临证经验

(一) 病因病机

王灿晖教授认为,本病属于中医学"咳嗽""喘证""痰饮"等范畴。咳嗽、喘证病名最早见于《黄帝内经》。《素问·阴阳应象大论》曰:"秋伤于湿,冬生咳嗽。"王灿晖教授认为,慢性支气管炎的病位在肺,外感六淫邪气为外因,亦为主因,脏腑功能失调为内因。早期多以实证为主,因外邪、痰浊壅阻肺气而致咳嗽、咳痰、喘息。其中痰浊的形成,或感邪后肺失宣肃,内生痰湿;或邪热煎津为痰;或肺气失于宣肃,津液不能输布,停聚于肺而成痰浊;或机体素有痰浊内存。病程日久累及他脏,出现本虚标实之证,标实多为痰浊阻肺,本虚多为肺、脾、肾三脏亏虚,肺肾摄纳失常,脾失健运。《素问·藏气法时论》曰:"肺病者,喘咳逆气。"《灵枢·经脉》云:"肺手太阴之脉……是动则病肺胀满,膨膨而喘咳……是主肺所生病者,咳上气喘",指出咳嗽病位在肺。《素问·咳论》曰:"皮毛先受邪气,邪气以从其合也""五藏六府,皆令人咳,非独肺也",指出咳嗽的病因。不仅外邪犯肺可致咳,其他脏腑受邪,功能失调而影响肺者亦可致咳,咳嗽原因不只限于肺,也离不开肺。在分类方面,《素问·咳论》根据咳嗽的不同表现,分为肝、肺、脾、心、肾、大肠、小肠、三焦、胃、胆、膀胱等诸咳,认为五脏之咳,日久不愈,则传于六腑。《灵枢·五邪》曰:"邪在肺,则病皮肤痛,寒热,上气喘,汗出,喘动肩背。"东汉时期张机的《金匮要略·肺痿肺痈咳嗽上气病脉证治》对痰浊所致的咳喘有明确的记载。隋朝巢元方《诸病源候论》更有十咳(风咳、寒咳、支咳、肝咳、心咳、脾咳、肾咳、胆咳、厥阴咳、肺咳)之分,并认识到:"久咳嗽者,是肺极虚故也。"刘完素《素问病机气宜保命集》指出咳与嗽有别且伤于肺气,动于脾湿是咳喘、咳痰的关键。元代朱震亨认识到七情、饱食、体虚等皆可成为内伤致喘之因。明代程充校订的《丹溪心法·咳嗽》一书中认为"咳嗽有风寒、痰饮、火郁、劳嗽、肺胀"之异,且以五行生克制化理论,区分昼、夜、昏、晨咳嗽之别,对咳嗽的辨治更为全面。明代张介宾在《景岳全书》中,首次把咳嗽分为外感和内伤两大类,论述了外感咳嗽和内伤咳嗽的病理过程,阐明了辨证当以阴阳虚实为纲,提出外感咳嗽宜以"辛温发散"为主,内伤咳嗽宜以"甘平养阴"为主的治疗原则,丰富了辨证论治的内容。王纶在《明医杂著·论咳嗽证治》指出:"治法须分新久虚实,新病风寒则散之,火热则清之,湿热则泻之;久病便属虚、属郁,气虚则补气,血虚则补血,兼郁则开郁,滋之、润之、敛之,则治虚之法也。"喻昌《医门法律》论述了燥的病机及其伤肺为病而致咳嗽的证治,创立了温润、凉润治咳之法,针对新久咳嗽治疗中常见的问题,提出"凡邪盛咳频,断不可用劫涩药。咳久势衰,其势不锐,方可涩之"等六条治咳之禁,对后世有颇多启迪。清代叶桂《临证指南医案》系统阐明了咳嗽的治疗原则,重视脾、肾,提出"外饮治脾,内饮治肾"的方法。

王灿晖教授认为,慢性支气管炎在反复发作过程中,常呈现虚实夹杂之象。虚为肺、脾、肾三脏的亏虚,或为气虚,或为阴虚,或为阳虚,或为阴阳俱虚;实为外邪、痰浊、瘀血,其中外邪为致病主要因素,痰浊、瘀血多为继发的病理因素。王灿晖教授结合现代医学的认识,提出本病的病理变化不仅有肺气郁滞,还有血脉瘀滞的病理因素,尤其是在本病的晚期,这一因素更为明显。现代研究表明,慢性支气管炎进展为慢性阻塞性肺疾病时,有明显的肺动脉高压和肺循环障碍。慢性炎症刺激可促使血管内皮细胞损伤、血小板黏附聚集增加,凝血-纤溶功能紊乱,使患者血液呈高凝状态,从而出现肺小动脉血栓及原位血栓,导致血栓前状态,进而加重炎症反应,导致慢性阻塞性肺疾病进展。这在理论上与中医学的血瘀学说基本一致。临床上可见慢性支气管炎久病患者颈部静脉显露、唇甲发绀、舌质紫暗等,均符合瘀血表现。因此王灿晖教授在诊治本病过程中,非常重视瘀血这一病理因素。

(二)辨证要点

1. 辨虚实

本病急性发作期一般以实证为主,缓解期以虚证为主,慢性迁延期往往虚实夹杂。

2. 辨寒热

(1)看舌:寒则舌质多淡,热则多红。寒则舌苔多白腻而水润;热则苔欠润或干燥,苔黄或白中带黄。

(2)看汗:寒多见无汗,或少汗,手心多干燥,手指凉;热则易汗出,手心潮热。

(3)看咽:寒则咽不红或虽红而充血不肿;热则咽红或肿,扁桃体常肿,甚则化脓。

（4）看咳嗽：寒则咳嗽多见于下午、晚上，气温下降或者受寒后加重；热则多见于早晨、中午，受热后加重。寒咳多见痰色白，痰多清稀或虽较黏但易咳，或可见黄痰，但色多为淡黄，且较易咳出；热咳则痰色多黄，痰常黏稠而不易咳出，或少痰、无痰。另有风邪致咳，表现为咽痒则咳，咳则连声不断而无痰。

（5）看小便：寒则小便清长；热则小便黄短。

（6）看饮水：寒则不喜饮水；热则口渴喜饮。

3. 辨湿燥

辨湿燥即辨有痰无痰。《素问病机气宜保命集》曰："咳谓无痰而有声，肺气伤而不清也；嗽是无声而有痰，脾湿动而为痰也。咳嗽谓有痰而有声，盖因伤于肺气动于脾湿，咳而为嗽也。"后世多将咳、嗽并称。咳声重浊，痰量多或中等，或见痰出咳止者，无论痰色黄白，均属湿咳，性质属实，再辨寒热性质。咳声阵作，无痰或者虽有痰但量不多，难以咳出，属燥咳，性质有虚有实，可寒可热，可见于肝火犯肺，可见于肺阴亏耗，亦可见于风寒、风热犯肺，临床需明辨。

4. 辨气血

王灿晖教授认为无论引起本病的病因如何，总由肺气上逆而致咳嗽，而在疾病的发展过程中，除了肺气郁滞外，还可出现血脉瘀滞的病理变化，故临证应注意是否已有瘀血之象。

5. 分期论治

（1）急性发作期：本病急性发作期多以实证为主，因外邪、痰浊壅阻肺气而发病，常见以下几种证型。

1）风邪犯肺证

主症：咽燥作痒，痒则作咳，咳则连声不断而无痰，无发热，口不渴，舌苔薄，脉浮。

治法：祛风宣肺，利咽止咳。

方药：宣肺利咽方加减（王灿晖教授自拟）。

组成：荆芥 10 g，防风 10 g，蝉蜕 10 g，僵蚕 10 g，双钩藤 12 g，木蝴蝶 5 g，忍冬藤 20 g，蒸百部 10 g，连翘 10 g，甘草 3 g 等。

2）痰热郁肺证

主症：咳嗽，气息喘促，胸中烦闷胀痛，痰多色黄黏稠，咳吐不爽，或痰中带血，渴喜冷饮，面红咽干，尿赤，便秘，苔黄腻，脉滑数。

治法：清肺消炎，止咳化痰。

方药：消炎止咳方加减（王灿晖教授自拟）。

组成：白毛夏枯草 10 g，矮地茶 10 g，金荞麦 20 g，鱼腥草 20 g，百部 10 g，白前 10 g，瓜蒌子 12 g 等。痰热较盛，咳痰黄稠者可加黄芩、桑白皮、贝母；气急、气喘明显者加麻黄、款冬花、葶苈子。

3) 寒痰伏肺证

主症：咳嗽，喘逆不得卧，咳吐清稀白痰，量多，冷空气刺激后加重，舌苔白滑或白腻，脉弦紧。

治法：温肺化饮，兼以清热。

方药：消炎止咳方加减（王灿晖教授自拟）。

组成：白毛夏枯草 10 g，矮地茶 10 g，金荞麦 20 g，百部 10 g，白前 10 g，瓜蒌子 12 g，细辛 3 g，半夏 10 g，干姜 5 g 等。气急气喘明显者加麻黄、款冬花、葶苈子。

（2）缓解期：王灿晖教授认为本病反复发作，病程日久则累及脾、肾，出现肺、脾、肾的亏虚，故缓解期可见以下几种证型。

1) 肺气虚证

主症：咳嗽气短，痰涎清稀，反复易感，倦怠懒言，声低气怯，面色白，自汗畏风，舌淡苔白，脉细弱。

治法：益气固表。

方药：玉屏风散加减。

组成：黄芪、白术、防风等。

2) 肺脾气虚证

主症：咳嗽气短，倦怠乏力，咳痰量多易咳出，面色白，食后腹胀，便溏或食后即便，舌苔薄白或薄白腻，舌质胖，边有齿痕，脉细弱。

治法：健脾益气，培土生金。

方药：六君子汤加减。

组成：半夏、陈皮、党参、白术、茯苓、甘草等。

3) 肾不纳气证

主症：咳喘气促，动则尤甚，咳声低微，咽干，盗汗，腰膝酸软，小便频数，脉沉细。

治法：补肾纳气，止咳平喘。

方药：七味都气丸加减。

组成：熟地黄、山茱萸、山药、泽泻、牡丹皮、茯苓、五味子等。如有舌淡胖、苔白滑、畏寒肢冷等阳虚见症则加附子、肉桂、淫羊藿等；如有舌质红、潮热、头晕耳鸣、心烦等阴虚见症则加枸杞子、龟甲胶、菟丝子、牡丹皮、牛膝等。

此外，如见患者面色晦暗、唇甲发绀、舌质紫暗、舌下络脉怒张，则为血瘀之象，往往见于慢性支气管炎反复发作，合并冠心病、高血压，或者进展为慢性阻塞性肺疾病者，治疗应加强活血化瘀之力，配伍丹参、川芎、赤芍、桃仁、三七，甚至三棱、莪术等。

（三）治疗要旨

（1）分清虚实主次：临证应根据标本缓急的原则，分清虚实主次，实证为主的以祛邪为先。

（2）根据具体证型进行辨证论治：风寒犯肺者宜外散风寒，风热犯肺者宜清热宣肺，痰热壅肺者宜清热化痰，痰浊阻肺者宜燥湿化痰等。虚证为主的重在扶正，如肺气亏虚者宜补肺益气，脾肾亏虚者宜健脾益肾，阳虚者温阳，阴虚者滋阴，阴阳两虚者阴阳并补。如邪实与正虚俱显著者，则扶正祛邪兼顾，如王灿晖教授用药时常见黄芪、太子参与金银花同用，以防补正气之时邪恋不去。

（3）注重活血化瘀：无论在本病急性发作期、慢性迁延期，还是缓解期，王灿晖教授用药时都经常配伍丹参、川芎、赤芍、桃仁、三七等药，有时还加入三棱、莪术，旨在活血化瘀，改善肺循环，协助肺功能的恢复。

（4）善用"清化"：王灿晖教授认为，慢性支气管炎急性发作，感染外邪是发病的主要因素，痰浊是发病的因素，也是造成疾病缠绵难愈的重要因素，因此清肺祛邪当为急性发作期的治疗重点，化痰为必要手段。即使寒邪束肺，也可经过适当加减后使用清化之法。

（四）常用药对

1. 桑白皮、葶苈子

桑白皮性寒、味甘，归肺、脾经，功可泻肺平喘、行水消肿；葶苈子性寒，味辛、苦，归肺、膀胱经，可宣肺平喘、利水消肿。二药相伍，可增强泻肺、平喘、消肿的作用。

2. 金荞麦、鱼腥草、瓜蒌子

金荞麦味微辛、涩，性凉，归肺经，功可清热解毒、排脓祛瘀；鱼腥草性微寒，味辛，归肺经，功可清热解毒、消痈排脓、利尿通淋；瓜蒌子味甘、微苦，性寒，归肺、胃、大肠经，功可清热涤痰、宽胸散结、润燥滑肠。三药配伍，可加强清热化痰、消痈排脓之力。

3. 降香、郁金

降香味辛，性温，归肝、脾经，功可化瘀止血、理气止痛；郁金性寒，味辛、苦，归肝、心、肺经，功可行气化瘀、清心解郁、利胆退黄。二药既入血分，行血中之气，破瘀止痛，又能疏肝解郁、行气止痛，相伍使用可加强行气活血、化瘀止痛之力。

另外，王灿晖教授治疗慢性支气管炎的常用药物列举如下。

（1）肺经郁热：黄芩、金银花、知母。

（2）止咳化痰：矮地茶、白前、前胡、款冬花、紫菀、百部。

（3）清热化痰：金荞麦、鱼腥草、瓜蒌子、枇杷叶。

（4）燥湿化痰：半夏。

（5）行气开郁：降香、娑罗子、青皮。

（6）祛风宣肺（抗过敏）：荆芥、防风、钩藤、蝉蜕、僵蚕。

（7）泻肺平喘：桑白皮、葶苈子。

（8）清热利咽：木蝴蝶、忍冬藤、连翘、甘草。

（9）补肺健脾：黄芪、太子参、白术、芡实。

（10）补肾阳：巴戟天、补骨脂。

（11）滋阴：生地黄、麦冬、五味子、黄精、南沙参。

（12）活血化瘀：丹参、川芎、赤芍、桃仁、三七、莪术、三棱。

（五）生活调摄

1. 戒烟

防止气道进一步受损和机体免疫功能降低。

2. 预防感冒

根据天气变化及时增减衣物，防止淋雨，避免感冒，能有效地预防慢性支气管炎急性发作。

3. 饮食调摄

饮食应保证足量的维生素和蛋白质，以猪肉、牛奶、鱼肉等为主。禁止摄入油炸和辛辣类的食物，且饮食不宜过饱，以防损伤脾胃。

4. 帮助排痰

主要通过重力影响帮助肺部和支气管内部的分泌物排出，通常这需要在患者进食之前进行。轻轻拍患者的背部可有效地辅助患者痰液的排出。患者需要选择舒适的坐位，并且深呼吸 5 次，再深吸气以后屏住呼吸，然后进行持续咳嗽，直到将痰液排出体外。护理人员手指全部并拢，稍微屈手掌，然后应用腕力自下而上，自外而内，有规律地对患者的背部进行叩击。

5. 腹式呼吸

腹式呼吸能保持呼吸道通畅，增加肺活量，减少慢性支气管炎的发作，预防肺气肿、肺源性心脏病的发生。具体方法：吸气时尽量使腹部隆起，呼气时尽力呼出使腹部凹下。每天锻炼 2～3 次，每次 10～20 min。

6. 避毒消敏

有害气体和毒物如二氧化硫、一氧化碳、粉尘等会使病情加重，家庭中的煤炉散发的煤气能诱发咳喘，厨房居室应注意通风或安装排油烟机，以保持室内空气新鲜。寄生虫、花粉、真菌等能引起支气管的特异性过敏反应，应保持室内外环境的清洁卫生，及时清除污物，消除过敏原。

7. 心理干预

慢性支气管炎的病程相对较长，病情容易反复发作，许多患者都会因此出现焦虑和抑郁的不良情绪。良好的心理状态有助于病情的恢复,患者应保持心情愉快,避免不良精神刺激,学会自我调节情绪,必要时可使用心理干预疗法。

二、医案举隅

【初诊】患者,杨某,男,54 岁。2018 年 7 月 16 日。

主诉:反复咳嗽、咳痰 10 余年。

现病史:患者有慢性支气管炎 10 余年,每于冬季反复发作咳嗽、咳痰,或经治疗后病情缓解,或于次年开春后症状自行缓解。平素有胸闷。

既往史:否认高血压、糖尿病等慢性病史。

刻下:咳嗽不甚,痰少色白,胸闷胸痛,有吸气不畅感,纳谷一般,便溏、黏滞不爽,每日 1 次,无腹痛、肠鸣,小便尚调。

体格检查:两肺呼吸音稍粗,未闻及明显干、湿啰音,心率 78 次/分,律齐。舌淡红,苔薄黄腻,脉弦细。

实验室检查:无。

辅助检查:胸部 CT 示慢性支气管炎,肺气肿。

诊断:

西医诊断:慢性支气管炎、肺气肿。

中医诊断:咳嗽(肺热气壅)。

治疗:宽胸清肺。

处方:泻肺止咳方(王灿晖教授自拟)。葶苈子 10 g,紫菀 10 g,南沙参 10 g,郁金 10 g,娑罗子 10 g,枳壳 10 g,黄芩 10 g,降香 6 g,木香 6 g,炒白术 10 g,马齿苋 20 g,焦山楂 10 g。7 剂,水煎服。

嘱清淡饮食,忌生冷、辛辣刺激食物。

【二诊】2018 年 7 月 23 日。

患者胸闷、胸痛好转,大便不成形,咳嗽不甚,痰少白黏。听诊示两肺呼吸音稍粗,未闻及明显干、湿啰音,心率 76 次/分,律齐。舌淡红,苔薄黄腻,脉弦细。证属肺热气壅,治以清肺健脾,宽胸理气。处方:桑白皮 10 g,葶苈子 10 g,紫菀 10 g,南沙参 10 g,木蝴蝶 6 g,枳壳 10 g,黄芩 10 g,厚朴花 10 g,炒白术 10 g,白豆蔻 6 g,茯苓 12 g,焦山楂 10 g。7 剂,水煎服。

【三诊】2018 年 7 月 30 日。

患者胸闷、胸痛明显减轻,大便成形,咳嗽稍作,痰少白黏,稍有气短。听诊两肺呼吸音清,未闻及干、湿啰音。心率 70 次/分,律齐。舌淡红,苔薄,脉弦细。证属气阴两虚,治以益气养阴,宽胸理气。处方:太子参 15 g,麦冬 10 g,五味子 5 g,瓜蒌皮 10 g,枳壳 10 g,郁金 10 g,降香 6 g,娑罗子 10 g,丹参 12 g,青皮 10 g,紫菀 10 g。7 剂,水煎服。

【预后】1周后复诊患者胸闷、胸痛已缓解,咳嗽、咳痰不明显。

【按语】患者罹患慢性支气管炎10余年,此次初诊时值缓解期,咳嗽、咳痰非主症,而其存在胸闷、胸痛,有吸气不畅感,此为肺气郁闭之证,又因大便黏滞不爽、舌苔薄黄腻,考虑有肺热移肠之象,故治疗以宽胸理气为主,兼以清肺化痰、健脾燥湿。二诊肺气郁闭程度减轻,而肠道湿热之象未清,故减理气开闭之品,而增加化湿之力。三诊肠道湿热已去,故去清化湿热之药再加强宽胸理气之力。然患者久病气阴耗伤而见气短,故予生脉饮益气养阴;气滞日久则入络,加入丹参、郁金活血化瘀,以改善肺循环,协助肺功能恢复,终获良效。

第五章 慢性阻塞性肺疾病

　　慢性阻塞性肺疾病是一种由于长期暴露于有毒颗粒或气体中而导致气道和肺泡异常的呼吸系统疾病,以持续性呼吸症状和气流受限为主要特征。慢性阻塞性肺疾病可归于中医学"咳嗽""喘证""肺胀"的范畴。慢性阻塞性肺疾病急性加重期症状主要为呼吸困难加重、咳脓痰、痰量增加;稳定期患者呼吸系统症状仍持续存在,无法完全消失,主要表现为活动性呼吸困难。王灿晖教授治疗本病有其独到的思路与方法,根据本病的发病机制,针对急性加重期和稳定期制订了不同的治疗原则。

一、临证经验

　　古代并无慢性阻塞性肺疾病的病名,王灿晖教授认为,慢性阻塞性肺疾病归属于中医学"咳嗽""喘证""肺胀"的范畴,早期慢性阻塞性肺疾病患者临床表现为慢性咳嗽、咳痰,伴或不伴活动后气喘,或以活动后气喘为唯一症状。而典型慢性阻塞性肺疾病患者临床表现为咳嗽、咳痰,以及活动后气喘,体格检查可见典型桶状胸体征,符合中医学中肺胀"咳喘满"的症状特征。本文就"肺胀"病名展开叙述,此病名最早见于《灵枢·经脉》,"肺手太阴之脉,是动则病肺胀满,膨膨而喘咳……"指出肺胀的症状为咳嗽、气喘、肺部膨胀。《丹溪心法·咳嗽》云:"肺胀者,动则喘满,气急息重,痰者嗽动,便有痰声,痰出嗽止。"比较详细地描述了肺胀之咳嗽、咳痰、气喘的发病特征。《备急千金要方》述:"肺胀者,虚而满喘咳,目如脱状,其脉浮大。"汉代《金匮要略·肺痿肺痈咳嗽上气病脉证治》中有云:"上气,喘而躁者,属肺胀""肺胀,咳而上气,烦躁而喘,脉浮者,心下有水……"清代《证治汇补》中述:"肺主皮毛,风邪入肺,不得宣通,肺胀叶举,不能通调水道,下输膀胱,亦能作肿,其症眼胞先肿……"这些补充了肺胀"烦躁、水肿、目如脱状"等症状,描述了肺胀患者急性加重期的典型临床特点。另外,稳定期如《丹溪心法·咳嗽》所言"肺胀者,动则喘满",活动后气喘是肺胀稳定期的典型特征。

(一) 病因病机

1. 肺虚外感为致病之本

王灿晖教授认为,肺气亏虚为本病致病之根本,正如《灵枢·胀论》曰:"肺胀者,虚满而喘咳""其于胀也,必审其脉,当泻则泻,当补则补……"提示本病为肺虚外感所致。且《症因脉治·喘证论》谓:"肺胀之因,内有郁结,先伤肺气,外复感邪,肺气不得发泄,则肺胀作矣。"《金匮要略·肺痿肺痈咳嗽上气病脉证治》记载:"上气,喘而躁者,属肺胀,欲作风水,发汗则愈""咳而上气,此为肺胀,其人喘,目如脱状,脉浮大者……""肺胀,咳而上气,烦躁而喘,脉浮者,心下有水……"这些是张机对肺胀急性加重期的表述,提示外邪有寒有热,以水饮内阻,皮毛外阖,肺气壅遏,而生咳喘。《太平圣惠方》中云:"夫肺气不足,为风冷所伤,则咳嗽,而气还聚于肺,则肺胀。邪气与正气相搏,不得宣通,胸中痞塞,痰饮留滞,喘息短气,昼夜常嗽,不得睡卧也。"

2. 久病则痰瘀气滞,殃及脏腑

《丹溪心法·咳嗽》中述:"肺胀而嗽,或左或右不得眠,此痰挟瘀血碍气而病……"宋金元时期对于肺胀的表述更为精确,且补充了痰浊、瘀血两种病理因素。正如后代医家李用粹在《证治汇补》中所言:"肺胀者,动则喘满,气急息重,或左或右,不得眠者是也。如痰挟瘀血碍气……又风寒郁于肺中,不得发越,喘嗽胀闷者……有停水不化,肺气不得下降者……有肾虚水枯,肺金不敢下降而胀者……又有气散而胀者……气逆而胀者……"肺胀之人,多因年老久病,肺肾不足,六淫反复乘袭,其病理因素有痰浊、水饮、瘀血、气虚、气滞,它们互为影响,兼见同病。

王灿晖教授认为,慢性阻塞性肺疾病的病因病机应从内因及外因两方面探讨。外因为外邪侵袭,久患肺病,肺气虚损,卫外固摄不利,六淫外邪乘袭,诱使本病发作;饮食不当、过度操劳、情志不畅等亦可诱发本病,但以外感六淫为主要诱因。内因可归结为虚、痰、瘀3个方面,"邪之所凑,其气必虚",认为慢性阻塞性肺疾病急性加重期的发生是因先天不足、七情所伤,以及六淫之邪(即大气污染,尤其吸烟及微生物)侵袭,导致肺、脾、肾功能失调,从而引起肺的主症:咳、痰、喘。痰浊内蕴是慢性阻塞性肺疾病反复发作的重要内因,痰蕴于肺,肺失宣降,卫外不固,外邪极易入侵。久病肺之正气虚损,肺气虚推动血行无力而导致瘀血;肺朝百脉,主治节,调节全身血液循环,外邪闭肺,或痰郁肺阻,皆可致肺失主治节之功而形成瘀血;血瘀络滞,五脏六腑营养障碍而功能受累,可导致机体抵抗力低下,易致外邪侵袭,导致慢性阻塞性肺疾病急性发作。慢性阻塞性肺疾病稳定期病机为肺主气功能减退,子盗母气,病犯脾土,久病殃及心、肾,甚则多脏受损。并且痰饮及瘀血为稳定期重要病理因素。

(二) 辨证要点

肺胀的病理性质多属标实本虚。辨证要分清标本虚实。一般感邪发作时偏于标实,平时偏于本虚。标实为痰浊、瘀血,早期以痰浊为主,渐而痰瘀并重,并可兼见气滞、水饮错杂为患。后期痰瘀壅盛,正气虚衰,本虚与标实并重。辨脏腑阴阳,肺胀的早期以气虚或气阴两虚为主,病位在肺、脾、肾,后期气虚及阳,以肺、肾、心为主,或阴阳两虚。王灿晖教授根据其病因病机特点,临证之时将本病分为6个证型。

1. 风寒内饮证

主症:咳逆喘满不得卧,气短气急,咳痰白稀,呈泡沫状,胸部膨满,恶寒,周身酸楚,或有口干不欲饮,面色青暗,舌体胖大,舌质暗淡,舌苔白滑,脉浮紧。

治法:解表散寒,温肺化饮。

方药:小青龙汤加减。

组成:麻黄、芍药、细辛、炙甘草、干姜、桂枝、五味子、半夏等。

2. 痰热郁肺证

主症:咳逆喘息气粗,痰黄或白,黏稠难咳,胸满烦躁,目胀睛突,或发热汗出,或微恶寒,溲黄便干,口渴欲饮,舌质暗红,苔黄或黄腻,脉滑数。

治法:清肺化痰,降逆平喘。

方药:桑白皮汤加减。

组成:桑白皮、紫苏子、半夏、杏仁、浙贝母、栀子、黄芩、黄连等。

3. 痰瘀阻肺证

主症:咳嗽痰多,色白或呈泡沫状,喉间痰鸣,喘息不能平卧,胸部膨满,憋闷如塞,面色灰白而暗,唇甲发绀,舌质暗或紫,舌下瘀筋增粗,苔腻或浊腻,脉弦滑。

治法:涤痰祛瘀,泻肺平喘。

方药:苏子降气汤加减。

组成:紫苏子、半夏、当归、甘草、前胡、厚朴、沉香、红花、丹参等。

4. 痰蒙神窍证

主症:咳逆喘促日重,咳痰不爽,表情淡漠,嗜睡,甚或意识蒙眬,谵妄,烦躁不安,入夜尤甚,昏迷,撮空理线,或肢体困动,抽搐,舌质暗红或淡紫或紫绛,苔白腻或黄腻,脉细滑数。

治法:涤痰开窍。

方药:涤痰汤合安宫牛黄丸加减。

组成:半夏、茯苓、甘草、竹茹、胆南星、橘红、枳实、石菖蒲、人参等。

5. 肺肾气虚证

主症:呼吸浅短难续,咳声低怯,胸满短气,甚则张口抬肩,倚息不能平卧,咳嗽,痰如白沫,咳吐不利,心慌,形寒汗出,面色晦暗,舌淡或暗紫,苔白润,脉沉细无力。

治法:补肺纳肾,降气平喘。

方药:补虚汤合参蛤散加减。

组成:人参、黄芪、茯苓、甘草、蛤蚧、五味子、干姜、半夏、厚朴、陈皮等。

6. 阳虚水泛证

主症:面浮,下肢肿,甚或一身悉肿,脘痞腹胀,或腹满有水,尿少,心悸,喘咳不能平卧,咳痰清稀,怕冷,面唇青紫,舌胖质暗,苔白滑,脉沉虚数或结代。

治法:温阳化饮利水。

方药:真武汤合五苓散加减。

组成:附子、桂枝、茯苓、白术、猪苓、泽泻、生姜、白芍等。

(三) 治疗要旨

1. 急性加重期祛邪不忘扶正

肺胀之发,每由外邪触动而发。急性加重期偏于邪实,根据病邪的性质,分别采取祛邪宣肺(辛温、辛凉),降气化痰(温化、清化),温阳利水(通阳、淡渗),活血化瘀,甚或开窍、息风、止血等法。盖因肺病日久,肺虚敷布失司不能化津,脾虚升降失调不能健运,肾虚开合失常不能蒸化,津液运化不力,形成痰浊,脉络受阻化瘀。肺胀之人,兼见肺、脾、肾三脏亏虚,且贯穿整个疾病过程,王灿晖教授认为,肺胀为肺虚外感所致,祛邪同时不忘清补肺气。

2. 活血化瘀贯始终

《丹溪心法·咳嗽》曰:"肺胀而咳,或左或右不得眠,此痰挟瘀血碍气而病",提示肺胀的发生与痰瘀互结相关,"肺者,相傅之官,治节出焉",肺主治节包括对心主血脉、宗气生成、卫气布散、津液输布、脏腑气机升降出入等多方面调节,肺之功能失调致肺宣降失常,血脉不通,气血瘀滞,肺气更虚。王灿晖教授认为治疗当调节血运,以疏通气机,可使血活气行,气血调和,肺络通畅,外邪得出,则痰消嗽止,且需贯穿始终。

3. 稳定期应脏腑阴阳同治

肺病及脾、肾、心、肝:肺病及脾,子盗母气,则可导致肺脾两虚,脾失健运,水湿不化,湿浊内生,化湿为饮,聚集于肺,导致肺之呼吸不利、宣降失常,可见咳嗽气喘痰多。肺病及肾,肺虚及肾,金不生水,致肾气衰惫,肺不主气,肾不纳气,则气喘日益加重,呼吸短促难续,吸气尤为困难,动则更甚,且肾主水,肾阳衰微,则气不化水,水邪泛溢则肿,凌心肺则喘咳心悸。肺病及心,肺与心脉相通,肺气辅佐心脏运行血脉,肺气虚损,清气吸入减少,宗气生成不足,肺朝百脉之助心行血功能减退,循环不利,血瘀肺脉,肺气更加壅塞,造成气虚血滞、血滞气郁,由肺及心的恶性后果,临床可见心悸、发绀、水肿、舌质暗紫等症状,心阳根于命门真火,肾阳不振,进一步导致心肾阳衰,可呈现喘脱危候。肺病及肝,肝失疏泄,气血不调则可致情志失调。肝疏泄功能太过,肝气亢奋,可见头胀头痛、急躁易怒等;肝疏泄功能减退,气血不畅,肝气郁结,可见郁郁寡欢、多疑善虑等。稳定期偏于正虚,侧重以扶正为主,王灿晖教授认为根据脏腑阴阳的不同,分别以补养心肺,益肾健脾疏肝,或气阴兼调,或阴阳兼顾。正气欲脱时则应扶正固脱,救阴回阳。

（四）常用药对

1. 五味子、干姜

五味子酸涩收敛，善敛肺气而滋肾水；干姜辛散温通，逐寒邪而发表温经，燥脾湿而止呕消痰。二药伍用，一收一散，一开一阖，一走一守，互制其短，而展其长，敛不碍邪，散不伤正。

2. 紫苏子、紫菀

紫苏子清利上下，降气平喘，化痰止咳；紫菀气温不热，质润不燥，润肺下气，化痰止咳。紫苏子以降气为要，紫菀以润肺为主。二药伍用，一润一降，润降合法，化痰止咳，下气平喘，利气宽膈的力量增强。

3. 葶苈子、大枣

葶苈子苦寒沉降，泻肺气而利水，祛痰定喘；大枣甘缓补中，补脾养心，缓和药性。二药伍用，以大枣之甘缓，挽葶苈子性急、泻下降之热，防其泻利太过，共奏泻痰行水，下气平喘之功。

4. 补骨脂、蛤蚧

补骨脂补肾壮阳，温肾纳气；蛤蚧补肺气、纳肾气，定喘止咳。二药伍用，相得益彰，止咳平喘之力增强。

（五）生活调摄

预防本病的关键，是重视对原发病的治疗。一旦罹患咳嗽、哮病、喘病、肺痨等肺系疾病，应积极治疗，以免迁延不愈，发展为本病。加强体育锻炼，平时常服扶正固本方药，有助提高抗病能力。既病之后，宜适寒温，预防感冒，避免接触烟尘，以免诱发加重本病。如因外感诱发，宜立即治疗，以免加重。戒烟酒及忌食辛辣、生冷之品。有水肿者应进低盐或无盐饮食。

二、医案举隅

【初诊】患者，李某，男，77 岁。2018 年 5 月 31 日。

主诉：咳嗽、咳痰、气喘间作 30 余年，再发 5 天。

现病史：患者反复咳嗽、咳痰、气喘 30 余年，平素规律使用吸入性激素、口服激素控制病情，但每遇季节天气变化即会发作。5 天前因受凉后咳嗽、咳痰、气喘再发，使用激素（40 mg/d）控制，雾化 3 天。患者咳嗽、气喘稍有缓解，无恶寒、发热，无心慌、心悸。

既往史：无高血压、冠心病、糖尿病等慢性病史。

刻下：精神可，咳嗽次数不多，痰不多质浓色黄，口干苦，大便每日 2～3 行，纳可，夜寐不佳。

体格检查：体温 36.5℃，两肺呼吸音可，可闻及少许干啰音，未闻及湿啰音，心率 87 次/分,律齐,双下肢无水肿。舌质暗,边有齿痕,苔黄腻,脉细滑。

辅助检查:肺功能示以阻塞为主的重度阻塞性通气功能减退。

诊断:

西医诊断:慢性阻塞性肺疾病。

中医诊断:肺胀(痰饮化热)。

治疗:清热化饮,降气平喘。

处方:杏仁 10 g,制半夏 10 g,细辛 2 g,五味子 6 g,白芍 10 g,炒紫苏子 10 g,黄芩 10 g,鱼腥草 12 g,炒瓜蒌皮 10 g,厚朴 4 g,桔梗 8 g,丹参 15 g,淫羊藿 10 g,太子参 10 g,麦冬 10 g,甘草 4 g。7 剂,每日 1 剂,水煎服。

【二诊】2018 年 6 月 7 日。

服药后,无咳嗽,气喘较前缓解,但动则气喘,大便日行 4~5 次,纳可。舌质暗红,边有齿痕,苔白腻偏黄,脉来至数不齐。辨证为肺肾气虚。处方:黄芪 15 g,白术 10 g,炒紫苏子 10 g,太子参 10 g,五味子 6 g,茯苓 15 g,山药 10 g,丹参 15 g,淫羊藿 10 g,紫石英 15 g(先煎),制半夏 8 g,陈皮 6 g,炙甘草 4 g。14 剂,每日 1 剂,水煎服。

【三诊】2018 年 7 月 5 日*。

本周动则喘促,有少量黄痰,口苦,便溏,舌质淡红有紫气,苔白腻,脉来滑。辨证为上实下虚。处方:炒紫苏子 10 g,前胡 8 g,浙贝母 10 g,黛蛤散 10 g(包煎),细辛 3 g,五味子 8 g,矮地茶 10 g,黄芪 15 g,炒白术 10 g,淫羊藿 10 g,鱼腥草 15 g,制半夏 10 g,射干 8 g,黄芩 8 g,丹参 15 g,肉豆蔻 6 g,补骨脂 10 g,炙甘草 4 g,陈皮 10 g,肉桂 3 g(后下)。7 剂,每日 1 剂,水煎服。

【预后】患者长期服用中药,病情稳定,未反复发作。

【按语】肺主气司呼吸,主一身之气,朝百脉主治节,外合皮毛,开窍于鼻,主宣发,以清肃下降为顺。肺为五脏六腑之华盖,司卫外之功,因反复感受外邪,肺失宣肃,使肺气虚弱,卫外不固,其长期反复发作,以致五脏功能失调,气血津液运行敷布障碍,终致肺失肃降、肾不纳气,痰浊、水饮、瘀血互结。痰浊、瘀血交错,阻碍肺气宣发肃降的功能,则肺气郁闭,气壅于胸,滞留于肺,肺体胀满,宣降失司,故反复出现咳嗽、咳痰、呼吸困难等症。瘀血日久还可导致正衰,即气虚、阴亏及阳衰,甚至累及五脏六腑。《素问·调经论》有"气血不和,百病乃变化而生",故瘀血的产生,与肺、脾、肾气虚,气不行血及痰浊壅阻,血涩不利有关。瘀血形成后,又因瘀而阻滞气机,加重痰、气滞塞胸中。本案患者久患肺胀 30 余年,症状时有反复,肺胀的成因是久病肺虚,痰浊、瘀血既是肺胀气虚导致的病理产物,又是肺胀病机演变过程中的主要病理因素,痰浊与瘀血交阻是肺胀病机中的中心环节。肺胀病机演

---

* 二诊后患者因故未及时复诊。

变过程中,始终存在本虚与标实两个方面,本虚导致标实,标实加重本虚,本虚与标实的互患是肺胀病机的主要特点。王灿晖教授在治疗上贯彻祛邪不忘扶正,补虚不忘祛邪。急性加重期为外邪引动,各脏腑亏虚,产生痰浊、水饮、瘀血、气虚、气滞,它们互为影响,兼见同病,所以在祛邪同时不忘扶正。慢性阻塞性肺疾病稳定期患者病机的变化,主要与患者病变的时间及严重程度有关。随着患者病情时间持续延长及病情逐渐加重,病机主要反映在气的功能失常,病变早期以卫外功能减退为主;中期以运化、温煦功能减退为主;晚期以全身气机功能异常、宣发肃降功能异常为主。痰浊、水饮、瘀血、气虚、气滞贯穿整个病理过程,补虚不忘祛邪。

第六章　慢性肺源性心脏病

慢性肺源性心脏病,是由肺或胸廓的慢性病变引起肺组织结构和(或)功能异常,导致肺部血管阻力增加,肺动脉压升高,使右心室扩张和(或)肥厚,伴或不伴右心衰竭的心脏病,并排除先天性心脏病及左心病变引起者。临床以咳嗽、咳痰、气促,活动后心悸、呼吸困难,乏力,劳动耐力下降为主要表现。祖国医学对慢性肺源性心脏病的治疗有明显优势,王灿晖教授在中医学整体观念和辨证论治的理论体系指导下,认为本病是慢性阻塞性肺疾病发展到一定阶段的必然结果,是慢性阻塞性肺疾病终末阶段最主要的并发症,因此本着"未病先防"的原则,提出了在慢性阻塞性肺疾病早期即进行干预治疗的方案,可明显降低慢性肺源性心脏病的发病率,取得了很好的临床疗效。

一、临证经验

(一)病因病机

中医无"慢性肺源性心脏病"这一病名,文献有"肺胀"病名,与慢性肺源性心脏病早期(即慢性阻塞性肺疾病)临床表现一致。王灿晖教授认为本病多由内伤久咳、久喘等迁延不愈,在肺胀的基础上发展而成。内外合邪是发病原因,气阴两虚是发病基础,痰瘀阻络是主要病理改变,且饮食失节、起居不慎常致痰瘀。正如《丹溪心法·咳嗽》所记载:"肺胀而咳,或左或右不得眠,此痰挟瘀血碍气而病。"可见慢性肺源性心脏病是由于"痰挟瘀而气不利"所致,因此王灿晖教授认为肺胀的主要病机为"痰、瘀、气",在临证之时抓住此三点,即抓住了本病的主证。王灿晖教授经过大量的临床实践总结出,在慢性肺源性心脏病的早期,部分轻、中度慢性阻塞性肺疾病患者即存在血液流变学的改变及 D-二聚体的不同程度升高,血液处于高凝状态,从而成为慢性肺源性心脏病发生发展的病理基础。其依据中医"未病先防、既病防变"的理论,自拟益肺活血方,于慢性肺源性心脏病早期进行治疗,能够有效减少急性发作次数,改善患者症状,因此,王灿晖教授认为慢性肺源性心脏病治疗宜早不宜迟,而益气活血法应贯穿疾病治疗的始终。

(二)辨证要点

王灿晖教授一直强调慢性肺源性心脏病是慢性阻塞性肺疾病发展到一定阶段

的必然产物,也可以看成慢性阻塞性肺疾病终末期最严重的并发症。慢性肺源性心脏病同样为本虚标实之证,但相对于慢性阻塞性肺疾病来说其本虚更甚。属实的病理因素主要有痰浊、血瘀,属虚的病理因素主要有气虚、阳虚。风、寒、热等外邪每多犯肺,肺气壅滞,宣降不利则为咳喘;气不布津,加之邪热灼津为痰;痰阻气滞,血脉运行不畅致瘀。其辨证要点总结如下。

1. 从痰饮论治

慢性肺源性心脏病患者多以咳嗽、咳痰为临床表现,痰既是病理产物,又是致病因素。肺为贮痰之器,脾为生痰之源。肺脾两虚,脾运化水液的功能失调,水液在体内留而为痰、为饮,痰饮内阻,气机不畅。气能行津,气机失调而出现气滞及气虚下陷等,均会导致气不行津,津液在机体异常聚集,化生痰饮水湿等病理产物。

2. 从气论治

从气论治主要指补益肺、脾、肾之气。肺的宣发肃降功能失调,则气逆于上发为咳喘。肺病日久,肺气亏虚,累及母脏之脾,气血生化乏源,气血亏虚。病久及肾,肺为气之主,而肾为气之根,肾气亏虚,气失摄纳,气逆于上,发为咳喘、短气,甚不得卧。

3. 从瘀论治

瘀既是病理产物,又是致病因素,瘀贯穿于慢性肺源性心脏病的始终,具体分为因虚致瘀和气滞血瘀。临床多表现为口唇紫暗,胸部刺痛,舌有瘀斑等。初期肺气壅滞,气滞则血瘀,可应用行气化瘀之法。后期肺肾气虚,气虚无力推动血行而血瘀,此时可补益肺肾而化瘀。另外,痰饮内停,阻滞血液的运行,而致血瘀,瘀血的形成又会加重血行不畅。王灿晖教授认为在本病的早期即有血瘀的存在,从而成为急性加重的重要因素,活血化瘀法是治疗本病的基础。

4. 辨证分型

王灿晖教授根据其病因病机特点,临证之时将本病分为6个证型。

(1)痰热壅肺证

主症:咳嗽,喘息气粗,痰黄,量少,质黏难咳出,身热,溲黄,便干,或有汗出,恶寒,舌红,苔黄腻。

治法:清热化痰。

方药:千金苇茎汤合百合固金汤加减。

组成:薏苡仁、桃仁、冬瓜子、法半夏、黄连、全瓜蒌、桑白皮、百合、生地黄、玄参、浙贝母、桔梗、甘草等。

(2)痰浊阻肺证

主症:喘促,动则喘甚,咳嗽,痰黏稠,痰白,胸闷,胃脘痞满,纳呆,食少,舌苔白腻,脉滑。

治法:燥湿化痰。

方药：半夏厚朴汤合三子养心汤加减。

组成：法半夏、厚朴、茯苓、葶苈子、白芥子、紫苏子、莱菔子、薤白、枳壳等。

（3）肺脾气虚证

主症：咳嗽或喘息、气短，动则加重，神疲、乏力或自汗，动则加重，恶风，易感冒、纳呆、胃脘胀满或腹胀，或便溏，舌体胖大或有齿痕，舌苔薄白或腻，脉沉细或沉缓或细弱。

治法：健脾益气。

方药：六君子汤合玉屏风散加减。

组成：太子参、炒白术、茯苓、甘草、法半夏、化橘红、黄芪、防风、当归、沉香等。

（4）肺肾两虚证

主症：声低气怯，呼吸浅短难续，甚至张口抬肩，倚息不得卧，咳嗽，痰白如沫，咳吐不利，胸闷，心慌，形寒汗出，舌淡或暗紫。

治法：补肺益肾。

方药：河车虫草胶囊加减（王灿晖教授自拟）。

组成：紫河车、虫草菌丝、红参、蛤蚧、鹿角霜、参三七、川贝母等。

（5）气滞血瘀证

主症：胸闷气喘，胸胁胀痛，性情急躁或抑郁，口唇爪甲青紫，肌肤甲错，脘腹胀满，便秘，舌紫暗或有瘀斑，脉细涩或沉涩，或结代。

治法：理气活血。

方药：血府逐瘀汤合柴胡疏肝散加减。

组成：生地黄、桃仁、红花、甘草、连翘、赤芍、柴胡、川芎、牛膝、炒白芍、枳壳、香附、陈皮等。

（6）气虚血瘀证

主症：胸闷气喘，动则加重，面色紫暗，唇甲青紫，舌体胖大，边有齿痕，舌下脉络迂曲、粗大，舌质暗红、瘀斑，脉濡涩或结代。

治法：益气活血。

方药：益肺活血汤加减（王灿晖教授自拟）。

组成：三七、红花、丹参、虫草菌丝、红参、川贝母、蛤蚧、炒白术、茯苓、炙甘草等。

（三）治疗要旨

1. 清热化痰法

此法适用于本病初期或缓解期而复急性加重者。临床常见胸闷气喘、咳嗽咳痰、痰黏难咳、痰色白或黄或黄白相间，或兼表证，舌红苔黄腻，脉滑数等。王灿晖教授认为此类患者阴虚体质居多，阴虚体质的患者平素阴虚阳亢，感受外邪后易于从热化火,而成为痰热为病的内在条件,因此在清热的同时需兼顾养阴固本。治疗常以千金苇茎汤合小陷胸汤加减,联用益气养阴之品。药用冬瓜仁 30 g,薏苡仁 30 g,芦根 30 g,杏仁 9 g,法半夏 10 g,全瓜蒌 30 g,黄连 3 g,鱼腥草 30 g,桔梗 6 g,甘草 6 g,百合 30 g,生地黄 15 g,玄参 15 g。痰多质黏稠、咳痰不爽者减法半夏,加竹茹、百部;胸闷痛明显者加延胡索、枳壳。

小陷胸汤出自《伤寒论·辨太阳病脉证并治》第 138 条:"小结胸病,正在心下,按之则痛,脉浮滑者,小陷胸汤主之。"其具有清热涤痰开结之效。千金苇茎汤出自《备急千金要方》,具有清肺化痰、逐瘀排脓之功。外感之邪与痰热胶结蕴郁于肺,痰为阴邪,热为阳邪,痰热胶结,热可炼液生痰,痰郁则可助热,单纯清热则有碍祛痰,化痰则易助热,故两方合用以达清热、化痰、宣肺并举之目的,佐以养阴益气之品,祛邪而不伤正。

2. 健脾化痰法

王灿晖教授认为,健脾化痰治疗应贯穿于慢性肺源性心脏病的整个病程中。临床常见咳嗽,咳痰,痰多色白,伴胸闷气急,或胸闷心悸,或有恶心、呕吐,脘腹胀满,纳呆,苔白厚腻,脉弦滑等。"肺为贮痰之器,脾为生痰之源",此法可杜绝其痰液化生之源,达到正本清源的目的。常用半夏厚朴汤合三子养心汤加减,药用法半夏 10 g,厚朴 30 g,茯苓 15 g,炙甘草 6 g,紫苏子 10 g,莱菔子 10 g,白芥子 10 g,香附 10 g,枳壳 10 g,砂仁 6 g,焦三仙* 15 g。同时常加苍术、薏苡仁以健脾行气、助阳化湿。朱震亨亦曰:"善治痰者,不治痰而治气,气顺则一身之津液亦随气而顺矣。"故王灿晖教授常重用厚朴,既起化痰消积的作用,又达破气除痞的效果。涤痰药常用胆南星、皂角刺、石菖蒲、海浮石等,以行气散结,荡涤皮里膜外难化之痰。

3. 益气活血法

此法适用于患病日久,气虚血瘀的患者,同时也可用于慢性肺源性心脏病早期,可减缓慢性肺源性心脏病的进程,因此,王灿晖教授认为此法应贯穿慢性肺源性心脏病治疗的始终。当本病临床表现为胸闷气喘,动则加重,面色紫暗,唇甲青紫,舌体胖大,边有齿痕,舌下脉络迂曲、粗乱,舌质暗红、瘀斑,脉濡涩或结代时,王灿晖教授认为肺脏久病,病邪由气入血而病络,络气亏虚,气虚无力推动血及津液的正常运行而致血停成瘀,正如清代医家王清任在《医林改错》中明确提出"血虚无气,必停留而瘀",因而自拟益肺活血汤,临床应用,疗效显著。药用三七 12 g,红花 15 g,丹参 30 g,虫草菌丝 10 g,红参 10 g,川贝母 8 g,蛤蚧 1 对。全方以三七为君,丹参、红花合而为臣,以增强祛瘀生新之力,佐以红参、虫草菌丝、川贝母、蛤蚧以补肺肾、定喘嗽,药少、力专而作用全面。目前王灿晖教授课题组已对益肺活血方在临床和实验方面进行进一步深入研究,并获得省部级课题的资助,为其临床应用提供理论实践依据。

---

* 即焦山楂、焦麦芽、焦神曲。

4. 补益肺肾法

此法适用于慢性阻塞性肺疾病合并慢性肺源性心脏病的稳定期。补益以肺、脾、肾三脏为主。症见声低气怯,呼吸浅短难续,甚至张口抬肩,不得平卧,咳嗽,痰白如沫,咳吐不利,胸闷,心慌,形寒汗出,舌淡或暗紫。通过补益肺肾增强患者抵抗力,减少呼吸道感染等常见诱发其急性加重的因素。王灿晖教授认为本病以肺肾亏虚为本,痰浊、瘀血为标,虚实夹杂,相兼为病。依据"治病求本"的治疗原则,以扶正为先,而扶正以补肺纳肾为主,则作用专一,针对性强。河车虫草胶囊(王灿晖教授自拟),多年来应用于稳定期的患者,能够明显改善患者肺功能,提高机体免疫力,减少急性发作次数。药由紫河车 30 g,虫草菌丝 30 g,红参 30 g,蛤蚧 2 对,鹿角霜 30 g,参三七 30 g,川贝母 30 g 组成,研粉装胶囊,每次 3 粒,每日 3 次。本方以紫河车、虫草菌丝补益肺肾、纳气平喘合而为君,红参、蛤蚧、鹿角霜补肺肾、定喘嗽共用为臣,佐以参三七祛瘀生新,川贝母止咳化痰。纵观全方扶正为主,兼顾祛邪。本方同样获得了省级课题资助,并发表相关论文多篇,为江苏省第二中医院治疗慢性阻塞性肺疾病、慢性肺源性心脏病的协定方,在临床上得到了广泛的应用。

(四) 常用药对

1. 法半夏、陈皮

法半夏辛温,燥湿化痰,消痞散结,健脾止呕;陈皮辛散苦降,性温而不燥,为脾肺气分之药,理气健脾,和胃化痰。二药伍用,健脾化痰之效更强。

2. 远志、石菖蒲

远志芳香行散,散瘀化痰,交通心肾;石菖蒲辛散温通,利气通窍、辟浊化湿、理气化痰。二药伍用,可达化痰祛湿,宁心安神之效。

3. 鱼腥草、芦根

鱼腥草辛寒,清热解毒排痰;芦根甘寒,清热生津。二药伍用,清热而不伤津。

(五) 生活调摄

(1)室温控制在 20℃左右,湿度控制为 50%～60%,定时开窗通风换气;对于缺氧和心功能不全的患者应卧床休息,减轻体能耗损。

(2)慢性肺源性心脏病患者免疫力差,应避免与呼吸刺激物接触,戒烟戒酒,适时开窗通风,冬季避免空气直接对流,以防止受凉感冒诱发急性加重。

(3)饮食应多食高热量、高蛋白、低盐、富含维生素的水果和蔬菜,避免含糖高食物,以免引起痰液黏稠。

(4)保持心情愉快,避免不良精神刺激,学会自我调节情绪。适量运动,以改善肺通气障碍,加强呼吸肌锻炼如腹式呼吸和缩唇呼吸。

二、医案举隅

【初诊】患者,赵某,男,76 岁。2018 年 3 月 12 日。

主诉:咳嗽、咳痰 20 余年,气喘 3 年,加重 10 余天。

现病史:患者 20 年来,咳嗽、咳痰间作,近 3 年,胸闷气喘进行性加重,爬 2 层楼需休息,曾多次住院治疗,平素长期吸入沙美特罗替卡松气雾剂及口服甲泼尼龙片控制。20 余天前患者受凉后症状加重,伴有活动后气喘。在某社区医院诊断为慢性阻塞性肺疾病急性加重期、慢性肺源性心脏病。予强心、利尿、抗炎平喘治疗 8 天后好转出院。10 余天前再次出现周身乏力,咳嗽,咳吐中等量黄脓痰,纳差,小便黄赤,睡眠欠佳。

既往史:有高血压病史 10 余年,平素口服苯磺酸氨氯地平片,控制尚可。

刻下:咳嗽,咳黄痰,活动后气喘,乏力纳差,小便黄赤,大便干,睡眠欠佳。

体格检查:神志清,口唇轻度发绀,两肺呼吸音粗,两下肺可闻及干啰音,剑突下心脏搏动明显,双下肢轻度凹陷性水肿。舌红有齿痕,苔黄腻,脉滑数。

实验室检查:血常规示白细胞 6.5×10^9/L,中性粒细胞比率 62.2%。

辅助检查:胸部 CT 示两肺肺气肿,两下肺间质性改变。

诊断:

西医诊断:慢性阻塞性肺疾病,慢性肺源性心脏病。

中医诊断:肺胀(痰热壅肺)。

治疗:清热化痰,平喘降逆。

处方:冬瓜仁 30 g,薏苡仁 30 g,芦根 30 g,杏仁 9 g,法半夏 10 g,全瓜蒌 30 g,炙甘草 6 g,桔梗 12 g,鱼腥草 30 g,桑白皮 10 g,黄芩 15 g,茯苓 10 g,泽泻 10 g,丹参 15 g,桃仁 15 g,猪苓 30 g,功劳叶 10 g。共 5 剂,水煎服。

其他:莫西沙星 400 mg,口服 5 天;呋塞米 20 mg,每日 1 次;螺内酯 20 mg,每日 2 次,连续口服 5 天。并嘱清淡饮食,避风寒,注意休息。

【二诊】2018 年 3 月 17 日。

患者精神较前转振,咳嗽减轻,痰量不多,色淡黄,双下肢水肿消退,睡眠欠佳,二便调。查体:两肺呼吸音粗,可闻及少许干啰音,心率 86 次/分,律尚齐。舌红有齿痕,苔黄微腻,脉弦数。治法同前,予清热化痰,平喘降逆,前方去法半夏、全瓜蒌、泽泻、猪苓,加酸枣仁、柏子仁、远志、枸杞子、墨旱莲,续进 5 剂。

【三诊】2018 年 3 月 22 日。

患者咳嗽、咳痰明显好转,仍有活动后气喘,睡眠欠佳,纳尚可。查体:两肺呼吸音粗,未闻及明显干、湿啰音,心率 82 次/分,律尚齐。舌红有齿痕,苔白微腻,脉小弦。患者痰热已去,正气未复,治以益气活血,养心安神,拟益肺活血汤(王灿晖教授自拟)加减。处方:三七片 12 g,红花 15 g,丹参 30 g,虫草菌丝 10 g,红参

10 g,川贝母 8 g,蛤蚧 1 对,酸枣仁 30 g,柏子仁 15 g,远志 10 g,夜交藤 30 g。共 14 剂,水煎服。同时予河车虫草胶囊口服,每日 3 次,每次 3 粒,3 个月为 1 个疗程。

【预后】治疗后患者病情平稳,睡眠改善,随访 1 年内未住院治疗。

【按语】肺胀咳喘之证,原因甚多,虽同属内外合邪,肺气胀满,但由于发病因素不尽相同,因此病机表现上也有差异。如本案患者概因素体虚弱、正气不足,感邪后,内有伏痰郁热所引起,故咳嗽、痰黄,苔黄腻,脉滑数。本病易反复发作,一般治法不易奏效,必须全面考虑,标本兼顾,王灿晖教授初治以千金苇茎汤合小陷胸汤为主方以清热化痰,同时辅以丹参、桃仁活血化瘀,猪苓、茯苓、泽泻健脾利水,5 剂药后初显成效,痰热渐化,水肿渐消;二诊考虑热渐去而阴渐伤,故咳嗽、咳痰好转,水肿消退而失眠少寐,故守前方去法半夏、全瓜蒌、泽泻、猪苓,加酸枣仁、柏子仁、远志、枸杞子、墨旱莲以养心安神,并滋心、肺之阴;三诊患者诸症渐平,而正气未复,故改用益肺活血汤联合河车虫草胶囊以益气活血、补益肺肾,随访 1 年未复发。

第七章 慢性咳嗽

　　咳嗽是呼吸道因外来刺激和分泌物过多而产生的一种防御机制,严重影响患者的生活质量,是成人患者就诊最常见的临床症状。而现代医学所谓的"慢性咳嗽",即咳嗽作为患者唯一或主要的症状,不伴咯血,排除咳嗽相关的慢性呼吸系统疾病,影像学检查不能确诊,可伴有咳痰,也可无痰。一般将持续时间大于 8 周的咳嗽称为慢性咳嗽,而将持续 3~8 周的咳嗽称为亚急性咳嗽。

　　对于免疫功能正常的患者,95％的慢性咳嗽是由咳嗽变异性哮喘、上气道咳嗽综合征(upper airway cough syndrome,UACS)、胃食管反流性疾病、嗜酸性粒细胞性支气管炎,以及心理性咳嗽与服用血管紧张素转换酶抑制剂类药物等导致的咳嗽。另外,5％的慢性咳嗽则是由支气管肺癌、结节病等引起的。后者本章暂不叙述。

第一节　咳嗽变异性哮喘

　　支气管哮喘是一种由多种细胞和细胞因子参与的慢性炎症反应,伴气道高反应性和广泛可逆的气流受限,其典型表现为发作性喘息、胸闷、气促和咳嗽等。而咳嗽变异性哮喘(cough variant asthma,CVA)是一种一般无喘息症状的非典型支气管哮喘,以存在气道高反应性、长期顽固性咳嗽为特征,且咳嗽以干咳为主,也可出现少许白痰,夜间咳嗽多见,部分患者有少许胸闷气短甚至喘息症状,但总体以咳嗽为主。与哮喘类似,咳嗽变异性哮喘的患者在遇到冷空气、异味刺激、季节变换、运动、呼吸道感染等情况时易诱发加重。现代医学常用茶碱类药物、β受体激动剂、吸入性糖皮质激素、抗胆碱类药物、抗白三烯类药物等治疗。如不给予咳嗽变异性哮喘患者有效治疗,可能会转变为典型哮喘。

一、临证经验

(一) 病因病机
中国古代并无对咳嗽变异性哮喘的独立认知,故并没有对应咳嗽变异性哮喘的独立中医病名,而是将其纳入"咳嗽病"大类。但咳嗽变异性哮喘患者咳嗽的临床特点,包括刺激性咳、干咳、多数伴有咽痒不适、夜间咳甚等表现,在古代医籍中也有提到。《素问·风论》曾言:"肺风之状,多汗、恶风……时咳气短,昼日则差,暮则甚。"表明此种咳嗽多以风邪为盛。隋代巢元方《诸病源候论》曰:"一曰风咳,欲语因咳言不得竟是也。"首提"风咳"二字。明代李梴《医学入门》记载:"风乘肺咳,则鼻塞声重,口干喉痒,语未竟而咳。"也认为此种咳嗽与风邪密切相关。且现代医学研究发现,哮喘的发病机制中,以机体变态反应为主,而变态反应的诸多表现可与中医学"风邪"致病表现类似。故诸多医家认为咳嗽变异性哮喘的咳嗽应以治风为要。王灿晖教授认为,风邪固然是咳嗽变异性哮喘病因中必不可少的组成部分,但痰瘀也在其中占有重要地位。"风为六淫之首",风为阳邪,易侵袭肺表,咳嗽变异性哮喘发作时呛咳少痰、咽痒不适,可伴鼻塞流涕,发作迅速,天气变化或感受外界刺激后突然发作等,均是感受外界风邪的表现。咳嗽变异性哮喘急性发作时,外风犯肺,外邪引动宿痰。咳嗽变异性哮喘患者多数有发作时难以抑制,稍有刺激则咽痒剧咳、阵咳、呛咳、突发突止等特征,且部分患者会合并皮肤瘙痒、喷嚏、流涕等变态反应表现,均与风邪"善行数变、风性挛急、其性轻扬、风邪致痒"等特点相符合。肝主升,主疏泄,疏泄条达则肺之宣肃功能正常运转。若肝失疏泄,则肝风内生,上侮肺金,内风、外风共同作用致咳。且随着病情的发展,患者反复接触诱因,气道敏感性下降,缠绵难愈,风邪伏肺,日久生痰,此时风、痰、瘀共占主导地位。而随着病程进一步发展,疾病迁延不愈,损耗肺气,逐渐转为肺气亏虚,痰瘀互结,虚实夹杂之证。

(二) 辨证要点

王灿晖教授根据其病因病机特点,临证之时将本病分为 7 个证型。

1. 风寒犯肺证

主症:夜间咳嗽剧烈,鼻塞、清涕、恶寒,吸入冷空气时易咳,面色偏白,舌淡红苔白或腻,脉浮紧。

治法:疏风宣肺。

方药:止嗽散加减。

组成:炙麻黄、杏仁、紫菀、款冬花、五味子、前胡、枇杷叶、地龙、蝉蜕、紫苏叶等。

2. 邪恋少阳,枢机不利证

主症:阵发性咳嗽,夜间咳嗽较甚,痰黏不易咳出,时有咽痒不适,目赤,头痛头晕,亦可伴有发热,或往来寒热,或失眠、急躁易怒,或胁痛胀闷,口干口苦,咳嗽剧烈时伴有呕吐或小便不利、水肿等,舌红,苔薄白或薄黄,脉弦数。

治法:清解少阳,和利气机。

方药:小柴胡汤加减。

组成:柴胡、半夏、党参、紫苏叶、桑叶、黄芩、大枣、炙甘草等。

3. 外感湿热证

主症:咳声重浊,痰量较多,较难咳出,阵咳、频咳,部分患者表现为昼夜均咳,兼夹胸闷脘痞、咽喉不利、口干不欲饮、食少纳呆、午后身热等,舌质红,苔白厚腻或黄腻,脉滑。

治法:清热利湿。

方药:麻杏苡甘汤合止嗽散加减。

组成:麻黄、杏仁、甘草、薏苡仁、桔梗、荆芥、紫菀、百部、白前、甘草、陈皮等。

4. 寒饮闭肺证

主症:咽痒咳嗽,痰多泡沫状,可兼胸闷气急,喉中痰鸣,遇冷咳重,口淡不渴,舌淡,苔薄白腻,脉紧。

治法:温肺化饮,宣畅肺气。

方药:加味小青龙汤加减。

组成:炙麻黄、桂枝、白芍、法半夏、炙杏仁、川贝母、细辛、干姜、五味子、甘草等。

5. 瘀血阻肺证

主症:咳嗽无痰或痰少难咳,或胸部刺痛、夜间加重,或面色晦暗,或肌肤甲错,或女子经血夹有血块,舌质紫暗或见瘀斑,或舌下络脉紫暗,脉多弦涩、细涩,或见结、代脉。

治法:活血化瘀,宣通肺络。

方药:血府逐瘀汤加减。

组成:桃仁、红花、生地黄、川芎、赤芍、枳壳、桔梗、怀牛膝、柴胡、地龙、杏仁、紫菀等。

6. 肺脾气虚,痰浊阻滞证

主症:咳而无力,痰白清稀,面色苍白,气短懒言,语声低微,自汗畏寒,舌淡嫩,边有齿痕,脉细无力。

治法:补益肺气,健脾化痰。

方药:加味玉屏风散加减。

组成:黄芪、白术、防风、蝉蜕、地龙、紫草等。

7. 肾虚气逆证

主症:咽痒咳嗽,痰吐清稀,咳声哑涩,动则气短,咳则溺出,腰酸膝软,夜尿频多,舌质淡胖,苔白滑,脉沉细,或尺弱。

治法:补肾纳气,降逆止咳。

方药:宣肺温肾方或滋肾止咳方(王灿晖教授自拟)。

组成:肾阳虚者,当以温补肾阳为主,佐以宣肺止咳,药选淫羊藿、肉苁蓉、防风、紫菀、百部、地龙、麻黄、桔梗、炙甘草、熟地黄、荆芥、杏仁等。肾阴亏虚者,当以滋补肾阴,润肺止咳为法,药选天冬、麦冬、熟地黄、生地黄、炙百部、川贝母、蛤蚧、炙甘草、大枣等。

（三）治疗要旨

王灿晖教授认为，咳嗽变异性哮喘当从"风、痰、瘀"论治，治疗上需注重"肺、肾、脾"三脏。对于病程尚短，平素控制较好者，急性起病时，风邪较甚，而痰瘀尚不显。李杲《脾胃论》云："风动之证，以风药通之。"清代叶桂《临证指南医案》中提到"若因风者，辛平解之"，故此时治疗方案应以"疏风宣肺、利咽止咳"为主，用药当选款冬花、百部、杏仁、桔梗等宣肺止咳药，可选止嗽散加减。现代医学研究发现，咳嗽变异性哮喘患者存在一定支气管痉挛的表现，正所谓"风盛则痉"，治疗上也应适当选用平息内风药，如天麻、白芍、钩藤等，也可加入僵蚕、地龙、全蝎、蝉蜕等虫类药，入络搜风，缓解筋脉拘急。但虫类药物攻峻之力强，且某些有小毒，因此部分患者在服药过程中可能出现恶心、反酸甚至呕吐等不良反应，可同时在方中适量加入调护脾胃的药物，如粳米、甘草、煅瓦楞子等。兼有寒邪者还可加入桂枝、细辛、荆芥、防风等药祛风散寒；外感热邪者可加用金银花、连翘、黄芩等疏风清热；痰多色黄者可加用鱼腥草、桔梗、化橘红等清热化痰。若兼鼻部症状如鼻塞流涕、喷嚏时作等加苍耳子、辛夷宣通鼻窍；若汗出淋漓，可酌情加用麻黄根、浮小麦等敛汗之品；若合并咽痒不适，可合过敏煎加减。咳黏痰，苔腻者，加半夏、茯苓；咳黄痰，苔黄腻者，加葶苈子、黄芩；痰不易咳出者，加海蛤壳、瓜蒌皮。若风邪袭表、表虚不固、肺失宣肃、水饮内停者，可以小青龙汤为主方，祛风化痰、肃肺止咳；若气机不畅、咽喉不利者，可加用升降散加减；若兼见咽部不适、阻塞感严重、肝气不畅者，可合小柴胡汤、半夏厚朴汤以疏肝、理气化痰；若外邪入里化热者，可予定喘汤加减；若偏于肺津不足者，可予杏苏散、桑杏汤，以解肺燥。

若患者发病日久，风邪入里，肺之宣降失常，肺朝百脉功能受损，上不能输布津液，致津液内停，聚而为痰；同时又因气机郁阻，痰涎凝滞，影响血液运行，痰瘀互结致使病情反复难愈。病久则易损肾阳，临床可见咳嗽变异性哮喘患者多有抵御外邪能力较差、夜间咳嗽加重、遇冷则发、恶风怕冷等一系列肺肾阳气不足的表现，故对于此类患者，可予小青龙汤合用黄芪、淫羊藿。黄芪及淫羊藿用量宜大，治疗以扶正为主、祛邪为辅。肺气虚较甚者可合玉屏风散益气固表，肾阳虚较甚者可加补骨脂、巴戟天、杜仲、紫河车等以加强温补肾阳之力。除肺、肾之外，用药方面亦需兼顾脾。"脾为生痰之源，肺为贮痰之器，肾为生痰之根"，王灿晖教授也时常在方中加入六君子汤、补中益气汤、小建中汤等以补脾益气。

（四）生活调摄

1. 饮食

饮食应富含优质蛋白质及糖类，以保证热量供给，增强体质，提高抗病能力。应多进食维生素、钙、铁含量高的食物。钙是生长发育的必需元素，具有抗过敏作用，可多进食猪、羊排骨及其他骨头、瘦肉、豆类、各种杂粮与新鲜蔬菜等含钙量较多的食物。平时应严格控制能诱发过敏反应的致敏物质,尽量少用发物。

2.起居

屋内尽量保持空气流通、新鲜,无灰尘、煤气、烟雾及其他一切刺激性物质。根据体质适当调节室温,咳嗽变异性哮喘患者对温度的变化比较敏感,居家温度需适宜。屋内避免布置花草,虽然不一定由花粉引起过敏,但可因其香气而激起发作。平素需尽量避免外感风寒,戒烟戒酒。

二、医案举隅

案例一

【初诊】患者,王某,男,39 岁。2017 年 3 月 1 日。

主诉:反复发作咳嗽、咳痰 1 年余。

现病史:患者反复咳嗽、咳痰 1 年余,曾于外院就诊,诊断为咳嗽变异性哮喘,长期使用中药、孟鲁司特等药物控制病情,病情控制可,近半年来未再出现复发,已停药 3 月余。2 天前患者受凉后再次出现咳嗽、咳痰。

既往史:既往体健。

刻下:咳嗽、咳痰时作,遇异味刺激易咳,咽痒即咳,咳剧则气促,咳嗽夜间较重,痰多、色白、量多,流清涕,易疲劳。

体格检查:听诊两肺呼吸音稍粗,未闻及明显干、湿啰音。舌淡红,苔白腻,脉濡。

辅助检查:无。

诊断:

西医诊断:咳嗽变异性哮喘。

中医诊断:咳嗽病(风寒犯肺夹湿)。

治疗:疏散风寒,燥湿祛痰。

处方:止嗽散加减。紫菀 10 g,百部 10 g,白前 10 g,桔梗 6 g,橘红 10 g,甘草 6 g,荆芥 10 g,紫苏叶 10 g,防风 10 g,石菖蒲 15 g,半夏 10 g,茯苓 10 g。7 剂,每日 2 次,水煎服,餐后服用。

【二诊】2017 年 3 月 7 日。

患者服药 7 剂后症状基本消失。

【按语】此患者平素病情控制可,发作较少,气道炎症较轻。此次发作,风寒犯肺,兼夹湿邪,当予宣肺止咳、燥湿化痰。紫菀、百部、白前、桔梗皆入肺经,能润肺、降气化痰,宣肺止咳;桔梗又能升提,散风热,有化痰消炎之效;橘红、甘草亦能利气化痰,以润咽喉而宁咳;紫苏叶、防风、荆芥发表祛风。另加石菖蒲化湿浊,茯苓、半夏燥湿化痰。

案例二

【初诊】患者,梁某,女,47岁。2017年1月7日。

主诉:咳嗽、咳痰间作3年余。

现病史:患者3年前反复发作咳嗽、咳痰,曾于外院行肺功能等检查后诊断为咳嗽变异性哮喘,自服止咳类药物等疗效不佳,平素遇异味、冷气易发。3天前患者受凉后再次出现咳嗽、咳痰。

既往史:既往体健。

刻下:咳嗽时作,痰少色白质黏,泡沫状,咽痒,稍有头痛,无明显胸闷,纳寐尚可,二便尚调。

体格检查:两肺呼吸音粗,未闻及明显干、湿啰音,舌淡红,苔薄白,边有齿痕。

辅助检查:无。

诊断:

西医诊断:咳嗽变异性哮喘。

中医诊断:咳嗽病(表虚不固,肺失宣肃,水饮内停)。

治疗:益气固表,温肺化饮,祛风化痰,肃肺止咳。

处方:小青龙汤加减。麻黄8g,桂枝10g,荆芥10g,干姜10g,细辛3g,法半夏10g,五味子5g,炙甘草5g,黄芪30g,防风10g,淫羊藿30g。7剂,水煎服。

【二诊】2017年1月14日。

患者咳嗽好转,仍咳少许泡沫痰,无明显头痛,仍稍有咽痒,舌淡红,苔薄,脉细,肾阳亏虚,予加用附子10g。14剂,水煎服。

【三诊】2017年1月31日。

咳嗽、咳痰明显好转,无明显不适主诉,又予六君子汤加减巩固。

【按语】王灿晖教授认为,患者咳嗽反复发作,病情控制不佳,风、痰、瘀3种病理因素缠绵难解,治疗应扶正祛邪并重。小青龙汤为麻黄汤、桂枝汤合方加减。麻黄汤发汗解表、宣肺平喘,桂枝汤解肌发表、调和营卫。两方合用,可散肌表之邪。但考虑患者合并水饮,予加用干姜、细辛、法半夏、五味子。法半夏燥湿化痰,温肺散寒;细辛温肺化饮,解表散寒,祛风止痛,配伍麻黄,可加强疏散风寒之力,兼祛痰利水,治咳逆上气;五味子酸温,敛肺滋肾,与干姜配伍,一开一阖,宣肃肺气。加予黄芪健脾补肺、益气固表,予淫羊藿补肾壮阳、祛风除湿,可补此患者之肺肾两虚。正如陈蔚述:"麻桂从太阳以祛表邪,细辛入少阴而行里水,干姜散胸前之满,半夏降上逆之气,合五味之酸,芍药之苦,取酸苦涌泄下行,而仍用甘草以缓之者,令药性不暴,则药力周到,能入邪气水饮互结之处而攻之,使无形之邪气从肌表出,有形之水饮从水道出,而邪气水饮,一一并廓清矣。"王灿晖教授强调,凡治寒咳初起,如用五味子,必须配伍干姜或细辛,否则寒邪外出之路闭塞,则病情难愈。二诊时患者症情好转,咳吐泡沫痰,舌淡红,苔薄,脉细,仍示肾阳不足,予加附子温经止咳。

第二节　上气道咳嗽综合征

　　上气道咳嗽综合征,又名鼻后滴流综合征,是指由于鼻部疾病引起分泌物倒流至鼻后和咽喉部,甚至反流入声门或气管,导致以咳嗽为主要表现的综合征。造成上气道咳嗽综合征的病因主要有急、慢性鼻炎,急、慢性鼻窦炎,变应性鼻炎,感染后鼻炎,鼻息肉,鼻腔肿瘤等。鼻炎引起的上气道咳嗽综合征,可见鼻黏膜充血肿胀,下鼻甲肥大,下鼻道、总鼻道有黏性、脓性分泌物;鼻窦炎引起的上气道咳嗽综合征,可见鼻腔黏膜充血,鼻道或嗅裂积有黏液、脓涕,咽后壁或咽侧壁也有脓涕附着,咽后壁黏膜因淋巴滤泡增生而呈鹅卵石样改变;变应性鼻炎引起的上气道咳嗽综合征,可见鼻黏膜苍白、水肿,鼻腔内有大量水样分泌物;鼻息肉及鼻腔肿瘤引起的上气道咳嗽综合征,可见新生物堵塞鼻道。上气道咳嗽综合征的治疗原则是病因治疗,对症治疗,调节上呼吸道黏液分泌,修复受损的黏膜纤毛系统,对由变应性鼻炎引起者还可选择性使用免疫治疗。

一、临证经验

(一) 病因病机

　　上气道咳嗽综合征患者常表现出肺鼻同病的症状。《灵枢·五阅五使》云:"鼻者,肺之官也。"《素问·阴阳应象大论》云:"天气通于鼻",认为肺气贯通于整个肺系,上达鼻窍,肺鼻协调,共同完成肺气之"宣"与"降"的功能。肺与鼻在生理上关系密切,而两者在病理上也相互影响。鼻病及咽部病变日久不愈,邪郁于内,肺气宣降失常,则咳嗽反复发作。《灵枢·五阅五使》云:"鼻者,肺之官也",《灵枢·脉度》曰:"肺气通于鼻",认为肺气贯通于整个肺系,上达鼻窍,肺、鼻协作完成肺气之宣降,说明肺与鼻关系密切。在临床中,鼻部疾病所致上气道咳嗽综合征中以变应性鼻炎和慢性鼻炎、慢性鼻窦炎最为多见,其病位均在鼻、肺,常与脾、肾有关,病理属性为本虚标实。

　　王灿晖教授认为,考虑变应性鼻炎多有喉痒、鼻痒、眼痒、鼻流清涕、喷嚏时作等症状,中医病名可对应为"鼻鼽"或"鼽嚏"。《素问玄机原病式·六气为病》曰:"鼽者,鼻出清涕也;嚏者,鼻中因痒而气喷作于声也。"变应性鼻炎所致上气道咳嗽综合征的基本病机为素体肺虚,风痰伏窍,肺气不宣。本病多以正气不足为内因,外感风邪为外因。患者素体肺气虚弱,卫表不固,每于春秋季或换季气温骤变时,易受外邪如冷空气、花粉等侵袭。"伤于风者,上先受之",鼻为肺之窍,故鼻窍不利而鼻塞、流涕;肺主宣发肃降,风邪犯肺,肃降无权,上逆作咳;肺失清肃,气不摄津,布液失常,则有痰色白质稀,鼻流清涕;"风胜则痒",因此有咽痒、鼻痒。如机体外感邪后去不尽,风邪内伏,易形成"内风",再遇"外风"时内外相引,致咳嗽等症状反复迁延。本病常见舌质稍红或淡,苔薄白,脉细。

慢性鼻炎、慢性鼻窦炎相当于中医学的"鼻窒""鼻渊"。慢性鼻炎以经常性、交替性鼻塞症状为主,鼻涕量少,多为下鼻甲肿胀,而慢性鼻窦炎多为鼻窦慢性化脓性炎性疾病,以鼻涕浓稠量多为主要症状。王灿晖教授认为,此两病基本病机为素体肺虚,胆经风热上冲,肺失肃降。人体正气亏虚,风邪乘虚袭入,内传肝胆,或因情志不畅,肝气郁结,胆失疏泄,郁而化火,或因嗜食酒肉肥厚之物,湿热内生,致使胆经风热,循经上犯,蒸灼鼻窍,故见鼻流浊涕,鼻中喷火;风热侵袭,肺失宣发肃降,肺气上逆,且热蒸津液为痰,上贮于肺,则见咳嗽、咳黄痰;鼻涕倒流刺激,则有鼻后滴流感、咽喉不清;肺气不足,清肃不利,无力祛邪,以致外邪久困,阻塞鼻肺,病久不愈。本病常见舌质红,苔薄黄,脉浮数。《医学入门》指出:"鼻乃清气出入之道,清气者,胃中生发之气也。"若饮食不节,思虑过度,劳倦,素体虚弱,中气不足,脾胃虚损,运化失司,酿生痰饮;脾虚又易损及肺气,肺气被遏,不能通畅水道、输布津液,致水液内停,聚而成痰,内贮于肺。肾为气之根,肾精不足,失于摄纳,气浮于上则加重咳嗽、喷嚏;同时久咳易损伤肾阳,肾阳不足,气化失司,寒水上犯,涕、痰更甚。治疗当细细辨证论治,不可单纯见咳止咳。

(二) 辨证要点

王灿晖教授根据其病因病机特点,临证之时将本病分为 4 个证型。

1. 风邪恋肺证

主症:咳嗽、咳声嘶哑,无痰或少痰,咽痒或伴咽痛,鼻痒,流涕,头痛,可伴怕风或遇风加重,苔薄,脉浮或弦。

治法:疏风宣肺,利咽通窍。

方药:止嗽散合苍耳子散加减。

组成:荆芥、桔梗、紫菀、炙百部、白前、陈皮、苍耳子、辛夷、薄荷、浙贝母、菊花、甘草等。

2. 痰湿蕴肺证

主症:咳嗽痰多,咳痰后症状好转,每于清晨或食后咳痰尤甚,咽喉有黏痰附着感,鼻流黏涕,胸闷,脘腹胀满,纳差,大便时溏,苔白腻,脉濡或滑。

治法:燥湿化痰,散结利咽。

方药:六安煎合桔梗汤加减。

组成:法半夏、陈皮、茯苓、甘草、杏仁、白芥子、桔梗等。

3. 肺气不足证

主症:咳嗽无力,咽有异物感,声音嘶哑,少气懒言,鼻涕白稀,可伴嗅觉减退,遇风寒易打喷嚏,自汗,怕风,神疲乏力,舌质淡,苔薄白,脉细弱。

治法：益气养肺,健脾通窍。

方药：玉屏风散、六君子汤合苍耳子散加减。

组成：黄芪、党参、白术、防风、陈皮、法半夏、茯苓、苍耳子、辛夷、白芷、浙贝母等。

4. 肺阴亏耗证

主症：干咳,咳声短促,口鼻咽干,午后潮热,盗汗,手足心热,大便干结,舌质红,苔少,或舌有裂纹,脉细数。

治法：养阴润肺,利咽凉血。

方药：养阴清肺汤加减。

组成：熟地黄、麦冬、玄参、甘草、薄荷、川贝母、牡丹皮、白芍等。

(三) 治疗要旨

王灿晖教授指出,治疗上气道咳嗽综合征当从病因入手。由变应性鼻炎导致的上气道咳嗽综合征,治疗当以祛风抗敏、益气固表为主,可予苍耳子散及止嗽散加减,疏风宣肺、通窍利咽。临床上常用紫苏叶、荆芥、防风疏风散邪,虫类药祛除内风、解痉止咳,麻黄、杏仁宣肺解表止咳,苍耳草、白芷祛风散寒通窍,细辛、辛夷消痰利咽,另加炙甘草调和诸药。此类患者多合并肺气虚弱,也可加玉屏风散补气健脾固表。症状以鼻塞、流清涕为主者,可予小青龙汤加减解表散寒、温肺化饮。现代药理学研究证明,紫苏子、甘草、荆芥、白芷、辛夷等均有抗过敏的功效,为变应性鼻炎的治疗增加了理论支持。

慢性鼻炎、慢性鼻窦炎所致上气道咳嗽综合征应以清胆泻热通窍、宣肺止咳为首要治则,待症状缓解后再酌加扶正之品。常用胆南星清热化痰,黄芩、焦栀子清热燥湿,菊花清热平肝散风,柴胡和解少阳、疏肝解郁,辛夷、白芷宣疏肺气、芳香通窍。白芷祛风排脓,为治鼻病要药。陈皮消痰利咽,鱼腥草化痰排脓,荆芥、防风疏散外风,僵蚕、蝉蜕祛除内风,甘草调和诸药。若患者合并头痛,可加川芎、蔓荆子等。咳嗽日久,易致肺肾亏虚,表现为频繁咳嗽,大量清涕,病程较长,精神倦怠,手足心热,时有盗汗,可归属虚劳久嗽,方选清金百部汤加减。

(四) 生活调摄

1. 饮食

饮食宜清淡,多食新鲜蔬菜水果,多食富含维生素 A、维生素 B_2、维生素 C、维生素 E,以及富含铁的食物。

2. 起居

养成良好的生活习惯,早睡早起,保证充足的睡眠,提高免疫力。避免过敏、激素、粉尘、气候和职业等因素的影响。注意劳动保护,在有粉尘环境下需戴口罩。戒烟酒,平时可用淡盐水冲洗鼻腔。

二、医案举隅

【初诊】张某,男,43岁。2018年1月15日。

主诉:反复咳嗽半年余。

现病史:患者半年来反复出现咳嗽、咳痰,痰吐色白量多,遇冷空气易加重,鼻塞,流较多清涕,晨起有鼻涕倒流感,时有咽痒、胸闷。

既往史:既往体健。

过敏史:海鲜、头孢类药物等过敏。

刻下:咳嗽、咳痰,痰色白量多,遇冷空气易加重,鼻塞流涕,以清涕为主,量多,晨起有鼻涕倒流感,时有咽痒、胸闷,偶有嗳气泛酸,无气喘,无咽干、口干,二便调。

体格检查:舌质稍红,苔薄微腻,脉细。

辅助检查:曾于外院查多种过敏原阳性,具体不详。

诊断:

西医诊断:上气道咳嗽综合征。

中医诊断:咳嗽病(风痰伏窍,肺气不宣)。

治疗:祛风化痰通窍,宣肺止咳,佐以降逆。

处方:紫苏叶10 g,荆芥10 g,防风10 g,白芷10 g,苍耳草12 g,杏仁10 g,桔梗6 g,紫菀10 g,厚朴6 g,姜半夏10 g,陈皮10 g,桂枝10 g,乌梅10 g,炒白术10 g,黄芪10 g,甘草10 g。7剂,水煎服。

【二诊】2018年1月22日。

患者咳减,鼻塞流涕、咽喉作痒明显好转,自诉有时鼻涕中可见少许血丝,无口干。舌红,苔薄黄,脉细。予原方去桂枝,加蝉蜕6 g,辛夷6 g,黄芩10 g。7剂,水煎服。

【预后】后续电话随访,患者诉无咳嗽、咳痰、流涕等症状。

【按语】王灿晖教授认为患者为中年男性,咳嗽、咳痰反复发作,痰色白,遇冷加重,鼻塞流清涕,有鼻涕倒流感,咽痒,多种过敏原试验阳性,考虑为变应性鼻炎引起的上气道咳嗽综合征。同时患者偶有嗳气、泛酸等症状,治疗上需兼顾抑酸护胃。结合患者症状、体征及舌苔脉象,属风痰伏窍之象,治拟祛风化痰通窍,宣肺止咳,佐以降逆。方中紫苏叶味辛,宣肺疏风,与荆芥、防风配伍,加强祛风之效;白芷、苍耳草味辛散风,除湿通窍;杏仁肃肺降气止咳,桔梗开宣肺气、利咽祛痰,二药一宣一降,宣降有度,治节有常;紫菀开肺化痰;厚朴燥湿,行气降逆;姜半夏、陈皮燥湿化痰,同时陈皮还可理气健脾,姜半夏还可降逆止呕,改善患者嗳气症状;桂枝辛温解表,通阳化气;乌梅敛肺止咳,同时现代药理研究此药还有较好的抗过敏作用;炒白术补脾益气燥湿,黄芪补气固表,二药与防风同用,取其玉屏风散方义;甘草量大,增强抗敏利咽之功。

第三节　胃食管反流性疾病

胃食管反流性疾病是指过多的胃或十二指肠内容物通过食管下端括约肌逆行运动到食管,引起一系列临床症状甚至食管黏膜的病理性损害。胃食管反流性疾病的典型表现为胃灼热、反酸、胸骨后疼痛、吞咽困难,以及其他消化管表现,如嗳气、上腹饱胀、多涎、咽部异样感等。食管钡餐造影可显示反流,但是吞钡后无反流并不能排除胃食管反流性疾病,有反流存在也不能确诊。食管 24 h 动态 pH 监测是目前胃食管反流性疾病诊断的金标准。中医方面,胃食管反流性疾病在中医古代文献中尚无直接对应的中医病名,中医常根据其临床主要表现将其命名为"吞酸""嘈杂""胃脘痛""梅核气"等。

一、临证经验

(一)病因病机

王灿晖教授指出,胃食管反流性疾病病位在食管,为胃所主,与肝关系密切。可合并气虚、痰湿、瘀血、寒热错杂等多种因素,病机多变。肝郁气滞是发病的关键因素,湿、痰、食为病理因素,三者皆可因肝气郁滞而从阳化热为酸。肝胆失于疏泄、脾胃升降失调、胃失和降为基本病机。同时,情志不遂、饮食失宜、劳逸不均,或脾胃虚弱、药物损伤,也易导致肝胆疏泄和脾胃运化失常。

(二)辨证要点

王灿晖教授根据其病因病机特点,临证之时将本病分为 4 个证型。

1. 肝气犯胃证

主症:咳嗽时作,反酸,胸骨后及胃脘部灼烧感,吞咽不利,情志不遂时加重,舌淡红,苔薄白,脉弦。

治法:理气疏肝,和胃降逆。

方药:柴胡疏肝散加减。

组成:陈皮、柴胡、川芎、香附、枳壳、白芍、甘草等。

2. 气郁痰阻证

主症:咽部不适欲咳,似咽中有物梗阻,胸胁胀满,嗳气泛酸,情志抑郁时加重,嗳气后稍可缓解,舌红,苔薄腻,脉弦滑。

治法:理气顺痰。

方药:半夏厚朴汤加减。

组成:半夏、厚朴、茯苓、生姜、紫苏叶等。

3. 瘀血阻络证

主症：咳嗽伴胃脘不适、刺痛拒按，舌质紫，脉涩。

治法：活血化瘀。

方药：桃红四物汤加减。

组成：当归、熟地黄、川芎、白芍、桃仁、红花等。

4. 胃阴不足证

主症：咳嗽伴嘈杂口干、胃脘灼热，舌红，苔黄少，脉细数。

治法：补益胃阴。

方药：一贯煎加减。

组成：北沙参、麦冬、当归、生地黄、枸杞子、川楝子等。

(三) 治疗要旨

王灿晖教授认为，本病根本在于肝脾不调，脾胃虚弱，气、热、痰、瘀为标，病机错综复杂，病位可涉及多种脏器。肝喜条达，恶抑郁，主疏泄，协调脾胃升降功能，同时调畅精神情志活动。疏泄不及，肝气郁结，则精神抑郁，胃失和降，胃气上逆。脾主运化，为胃行其津液；脾气主升，协同胃气通降。脾胃升降失衡，胃失和降，胃气上逆。治疗应以健脾和胃、泻火降逆为基本治法，佐以疏肝理气、清化湿热、化痰解郁、活血化瘀等。

(四) 生活调摄

1. 饮食

多食蔬菜，保持大便通畅，大便通畅则气不上逆，可减少胃酸反流。戒酒，少食辛辣刺激食品，减少甜食、油炸物的摄入。

2. 起居

戒烟。畅情志，消除紧张、恐惧、焦虑等消极情绪。生活有度，起居适宜。提高自身免疫力，减少疾病发作。

二、医案举隅

【初诊】李某，男，59岁。2017年8月3日。

主诉：咳嗽3个月。

现病史：患者近3个月反复出现咳嗽、咳痰，伴反酸、嗳气，曾于外院查胃镜示反流性食管炎。自服"止咳药"，疗效不佳。

既往史：既往体健。

刻下：咳嗽时作，痰少色白，伴反酸、嗳气，食后稍有胃胀，平素性情急躁易怒，纳差，口干欲饮，寐尚可，二便尚调。

体格检查：舌红，苔薄白，脉细弦。

辅助检查：无。

诊断：

西医诊断：胃食管反流性咳嗽。

中医诊断：咳嗽病（肝胃不和）。

治疗：疏肝和胃。

处方：左金丸加减。黄连 2 g，吴茱萸 1.5 g，生地黄 10 g，陈皮 10 g，枳壳 6 g，麦冬 10 g，乌贼骨 15 g，白及 6 g，葛根 10 g，玫瑰花 10 g。7 剂，水煎服，每日 2 次，餐后服用。

【二诊】2017 年 8 月 10 日。

患者咳嗽明显好转，反酸、嗳气不显，但仍易怒，纳寐尚可，二便尚调。舌红，苔薄白，脉细弦。予理气和胃，去葛根，加木蝴蝶 3 g，合欢皮 10 g。14 剂，水煎服，每日 2 次，餐后服用。

【预后】后电话随访，患者表示治疗有效，治疗后无明显不适。

【按语】王灿晖教授认为患者咳嗽 3 个月，反复不愈，且合并反流性食管炎，胃食管反流性咳嗽诊断明确。其情志不顺，肝胃不和，气郁化火，胃失和降，治法当予疏肝和胃，方选左金丸加减，方中黄连清泻肝胃之火，佐辛热之吴茱萸，制黄连之寒，引黄连入肝经，同时也可疏肝解郁、降逆止呕。加用乌贼骨制酸，陈皮、枳壳理气，调畅气机，但恐伤阴，故予玫瑰花理气不伤阴，同时加予麦冬、生地黄养阴。二诊时患者咳嗽症状好转，但情志易怒，证属肝郁气滞，情志不疏，加予木蝴蝶疏肝，合用合欢皮理气解郁。

第四节　嗜酸性粒细胞性支气管炎

嗜酸性粒细胞性支气管炎是一种以气道嗜酸性粒细胞浸润为特征的非哮喘性支气管炎。嗜酸性粒细胞性支气管炎的发病机制目前还不是十分清楚，其临床症状无特异性，主要表现为慢性刺激性咳嗽，一般为干咳或咳少量黏痰，对异味、冷空气等敏感，多无气促、呼吸困难等表现，肺功能正常。嗜酸性粒细胞性支气管炎患者的诊断主要依靠雾化吸入高渗盐水后诱导痰进行嗜酸性粒细胞计数。如果诱导痰中嗜酸性粒细胞比例≥3％，同时排除其他嗜酸性粒细胞增多性疾病，可以确诊。嗜酸性粒细胞性支气管炎对糖皮质激素的治疗反应良好，治疗后咳嗽消失或明显减轻，推荐使用吸入性糖皮质激素。支气管扩张剂对本病无效。

一、临证经验

(一) 病因病机

嗜酸性粒细胞性支气管炎一般病程较长，为久病，常反复发作，并常伴见它脏病证,此其隶属于中医学"内伤咳嗽"的范畴。其病位主要在气道与肺,但其迁延不愈,久咳也可影响肝、脾、肾等其他脏腑功能。其病机可以概括为肺之气阴虚损,气机逆乱。其本质为本虚标实,肺之气阴两虚为其本虚,肺气上逆为其标实。两者互为因果,共同导致了咳嗽迁延难愈的临床特点。

(二)辨证要点

王灿晖教授根据其病因病机特点,临证之时将本病分为2个证型。

1. 肺失宣降,气逆阴伤证

主症:干咳或咳少量黏痰,异味、冷空气刺激后易咳,口干,舌红,苔少,脉细或细数。

治法:调理肺气,润肺止咳。

方药:止嗽散加减。

组成:紫菀、百部、桔梗、枳壳、地龙、穿山龙、地骨皮、五味子、麦冬等。

2. 湿热蕴肺,肺气失宣证

主症:咳嗽晨起明显,饭后、甜食后明显,咳声重浊,痰白,舌质淡红,苔白腻,脉濡滑。

治法:清热化湿,宣畅肺气。

方药:麻黄连翘赤小豆汤加减。

组成:麻黄、连翘、杏仁、赤小豆、大枣、桑白皮、生姜、炙甘草等。

(三)治疗要旨

本病治疗根本原则应以辛甘润肺,调畅气机为大法。区分标实与本虚。标实为主者,治以理气止咳,本虚为主者,治以扶正补虚。并按照病证本虚标实的主次,针对具体临床状态,兼顾补脾、调肝、益肾。可以贝母瓜蒌散、桑杏汤、清燥救肺汤等为基础,润肺止咳化痰,加予调畅肺、肝、肾、脾等脏腑气机之品。

(四)生活调摄

畅情志,慎起居,戒烟酒,减少辛辣刺激食物、炒货、咸物的摄入。

二、医案举隅

【初诊】谭某,女,53 岁。2017 年 11 月 7 日。

主诉:咳嗽 2 月余。

现病史:患者 2 个月前无明显诱因出现咳嗽、咳痰,伴反酸、嗳气,曾于外院查胃镜示反流性食管炎。自服止咳药等,疗效不佳。外院行诱导痰试验示嗜酸性粒细胞比例 13.0%。患者拒绝继续使用西药治疗。

既往史：有高血压病史。

刻下：咳嗽时作，口干，咽干，痰少，偶见痰中带血，手足心热，纳尚可，寐不安，二便尚调。

体格检查：舌红，苔薄白，脉细弦。

辅助检查：血常规、胸部正侧位 X 线片、肺功能未见明显异常。

诊断：

西医诊断：嗜酸性粒细胞性支气管炎。

中医诊断：咳嗽病(肺阴亏虚)。

治疗：养阴润肺止咳。

处方：止嗽散加减。桔梗 6 g，荆芥 10 g，紫菀 10 g，百部 10 g，甘草 6 g，陈皮 6 g，南沙参 30 g，北沙参 30 g。14 剂，水煎服。

【预后】2 周后患者咳嗽明显好转，至外院复查诱导痰试验示嗜酸性粒细胞比例 2%。1 个月后电话随访得知患者无明显咳嗽。

【按语】王灿晖教授认为，患者咳嗽 2 月余，血常规、胸部影像学、肺功能等检查均未见明显异常，痰中嗜酸性粒细胞高，诊断应考虑为嗜酸性粒细胞性支气管炎。此患者咳嗽少痰，偶见痰血，口干，咽干，手足心热，考虑肺阴亏虚，气逆咳嗽。当选止嗽散加减，方中桔梗苦辛微温，宣通肺气；荆芥辛苦温，芳香而散，可散风湿，清头目，利咽喉；紫菀辛温润肺，苦温下气，补虚调中，消痰止渴，治咳逆上气；百部甘苦微温，润肺止咳；陈皮理气导滞消痰；甘草调和诸药；南、北沙参养阴润肺。

第五节　其他病因所致咳嗽

1. 心理性咳嗽

心理性咳嗽往往是由精神紧张或情绪波动而不能自制所致，多由于情志不畅、工作压力大等引起，症状上多为阵发性剧咳，严重时影响工作和社会交往。典型表现为日间咳嗽，专注于某一事物及夜间休息时咳嗽消失。对于心理性咳嗽，西医尚缺乏有效的治疗方法，仅以心理减压治疗为主。王灿晖教授认为对于此类患者，除心理疏导外，还需行开郁降气法，可选以五磨饮子加减。药物组成：木香、沉香、槟榔、枳实、乌药、金荞麦、炒黄芩、浙贝母等。方中木香、沉香、槟榔、枳实、乌药行气开郁降逆，金荞麦、炒黄芩清肺化痰、清热解毒，浙贝母化痰止咳。

2. 服用血管紧张素转换酶抑制剂类药物导致的咳嗽

服用血管紧张素转换酶抑制剂类药物导致的咳嗽去除诱因后咳嗽症状即可明显缓解，一般不需要药物治疗。

附 慢性咳嗽常用药对

1. 荆芥、防风

两味中药同属辛温解表药,是治疗感冒风寒表证要药。二药同用,可加强解表之功。

2. 半夏、生姜

两者均有化痰止咳作用,适用于咳嗽、痰多色白者,对风寒犯肺或痰湿内停者尤为适宜。半夏味苦主降主泄,生姜味辛主升主散,生姜与半夏相伍,一降一升,善于调理上焦心肺、中焦脾胃,以及气机之升降,从而使清者升,浊者降,气机畅,病证愈。生姜既能增强半夏温胃、降逆止呕止咳、调理气机作用,又能制约半夏之毒性,药性相互为用,减毒增效,两者为常用配伍组合。

3. 黄连、吴茱萸

黄连清热燥湿,泻火解毒,清心除烦;吴茱萸温中散寒,下气止痛,降逆止呕。黄连苦寒泻火,直折上炎之火势;吴茱萸辛散温通,开郁散结,降逆止呕。吴茱萸温热佐黄连之苦寒,一寒一热,辛开苦降,有反佐之妙用。以黄连之苦寒,泻肝经横逆之火,以和胃降逆;佐以吴茱萸之辛热,从类相求,引热下行,以防邪火格拒之反应。治肝郁化火、胃失和降、逆而上冲所致的嗳气、吞酸、口苦、胁肋胀痛等症。

4. 桂枝、芍药

桂枝解肌发表,散外感风寒,配合芍药益阴敛营。桂枝、芍药相合,一治卫强,一治营弱,合则调和营卫,相须为用。

5. 辛夷、苍耳子

二药皆辛温发散,均具有通窍止痛之功效。两者合用,可加强疏散风寒、宣通鼻窍之功,适用于鼻渊病。

6. 紫菀、百部

紫菀味苦而辛,性温而不热,质润而不燥,功专开泄肺郁,为化痰止咳要药;百部甘润苦降,微温不燥,功专润肺止咳。二药配伍,相得益彰,止咳化痰之力更强。

7. 前胡、桔梗

前胡味辛、苦,微寒,具有降气化痰,散风清热的作用;桔梗为肺经引经药,引前胡之药性归于肺经,以化痰排脓。二药味苦,苦能降泄,降逆下气,亦能燥湿化痰、清热泻火、保存阴液,二药配伍,对风寒、风热或阴虚燥咳效果均佳。

第八章 支气管扩张

支气管扩张是指支气管及其周围肺组织因慢性炎症损伤管壁以致支气管扩张变形的一种病症,其临床表现主要为慢性咳嗽,咳吐脓痰和(或)反复咯血。本病大多数继发于呼吸道感染和支气管阻塞,尤其是儿童和青年时期麻疹、百日咳后的支气管肺炎,只有少数是由禀赋不足、先天性支气管发育缺损所致。治疗上西医多采用控制感染、清除痰液、止血或手术治疗等,总体来说,远期疗效,尤其是对支气管扩张咯血的疗效多不理想。王灿晖教授通过临床实践,强调辨证,结合辨病,标本兼治,虚实同理,临床效果满意。本章就其主要病因病机及临床诊治做一概述。

一、临证经验

支气管扩张属于中医学"肺痈""咳嗽""咯血"等范畴,后期亦可归属于"肺痿""劳嗽"等病。张机《金匮要略·肺痿肺痈咳嗽上气病脉证治》云:"咳而胸满,振寒,脉数,咽干不渴,时出浊唾腥臭,久久吐脓如米粥者,为肺痈。"支气管扩张伴感染,出现发热、咳嗽、吐痰腥臭,甚则咳吐脓血,与肺痈表现极为相似。肺痿之病名首见于《金匮要略·肺痿肺痈咳嗽上气病脉证治》,明代王肯堂《证治准绳》所述"肺痿,或咳沫,或咳血",与支气管扩张症状颇为相似。明代戴原礼《证治要诀》中介绍:"劳嗽……所嗽之痰,或脓,或时有血腥臭异常。"也比较符合本病的表现。本病的发病机制,古代医家亦有论述。《医门法律》曰:"肺痈由五脏蕴崇之火,与胃中停蓄之热,上乘乎肺,肺受火热熏灼,即血为之凝,血凝即痰为之裹,遂成小痈。"《医碥·咳嗽血》记载:"火刑金而肺叶干皱则痒,痒则咳,此不必有痰,故名干咳,咳多则肺络伤,而血出矣。"唐容川《血证论》谓:"此证多系痰挟瘀血,碍气为病。若无瘀血,何致气道如此阻塞,以致咳逆倚息,而不得卧哉。"可见本病的形成与痰、火、瘀等病理因素相关。

(一)病因病机

王灿晖教授根据多年临床经验,总结支气管扩张的病因病机。他认为支气管扩张病因分为内因和外因,外因为外感六淫之邪,内因多指肺体亏虚、饮食不当及七情内伤,且内因在支气管扩张的患病中起关键作用。本病最根本的原因是体内宿潜之"伏火",伏火的形成,可由平素嗜辛辣烟酒、寒温失当、热病后余热内伏、情志不舒、气郁化火、虚火内生而成。伏火渐积而盛,到一定程度便会灼伤肺络,而致咯血。若余火清除不彻底,则会因新感时邪、劳累体虚、暴怒等,引动"伏火"复炎,每致咯血屡屡复发,宿根难除。外因为外感六淫之邪,因季节不同而变,春多风热,夏多暑湿,秋多燥热,冬多风寒。支气管扩张的病机为本虚标实,整体的亏虚与局部的邪实共存,治疗当辨邪实与正虚,标本缓急,分期施治。

(二)辨证要点

1. 急性期的分型及治疗

(1)外寒内饮证

主症:恶寒发热,周身酸痛,口干不欲饮,咳嗽,咳白色稀痰,舌体胖大,苔白滑,脉浮滑。

治法:宣肺解表,化痰祛浊。

方药:小青龙汤加减。

组成:麻黄、桂枝、细辛、法半夏、五味子、白芍、甘草等。

(2)痰热壅肺证

主症:咳吐大量黄稠痰或带有脓血,甚则喘逆痰鸣、咳则胸痛,烦渴引饮,大便干结,小便赤涩,舌质偏红,苔黄腻,脉滑数。

治法:宣肺泻肺,清热化痰。

方药:苇茎汤或清金化痰汤加减。

组成:芦根、桑白皮、黄芩、薏苡仁、瓜蒌子、茯苓、桔梗、杏仁、桃仁、生藕节、陈皮等。

(3)肺胃热盛证

主症:咳黄色黏痰,咯血,或牙宣出血,口干口臭,牙龈肿痛,身热烦渴,小便黄,大便干,舌红苔黄,脉数。

治法:清泻肺胃。

方药:清胃散加减。

组成:生地黄、当归、桑白皮、牡丹皮、黄连、黄芩、石膏等。

(4)肝火犯肺证

主症:咳嗽气逆,咳时面赤,咳引胁痛,咳痰量少色黄,质黏不易咳出,咯血色鲜红,伴有心烦易怒、胸胁胀痛、口苦咽干等症,病情多因情绪波动而加重,舌红苔黄,脉弦数。

治法:清肝泻肺,化痰止咳。

方药:旋覆代赭汤、黛蛤散加减。

组成：桑白皮、旋覆花、代赭石、牡丹皮、黄芩、黛蛤散、半夏、仙鹤草、郁金、赤芍、栀子、蒲黄等。

2. 缓解期的分型及治疗

（1）肺阴亏虚证

主症：干咳少痰，痰中带丝，倦怠懒言，声低气短，面色少华，畏风寒，颧红、潮热、盗汗，形瘦，舌质红，苔薄，脉细。

治法：益气滋阴。

方药：百合固金汤或生脉饮加减。

组成：百合、麦冬、生地黄、熟地黄、贝母、百部、白芍等。

（2）痰湿阻肺证

主症：咳嗽反复发作，咳声重浊，咳痰，痰色白质黏、量多，以晨起为重，身体沉重纳呆，脘腹胀满，便时溏，舌体胖大，苔白腻，脉濡滑。

治法：燥湿化痰，理气止咳。

方药：二陈汤、六君子汤合三子养亲汤加减。

组成：陈皮、法半夏、白芥子、莱菔子、紫苏子、党参、白术、茯苓、甘草等。

（3）肺肾气虚证

主症：咳嗽，咳痰无力，痰白清稀如沫，伴有气短，倚息不能平卧，张口抬肩，面色晦暗，形寒肢冷，时有肢体及面目浮肿，甚者一身悉肿，小便清长或少尿，便溏，舌淡，苔白润，脉沉细无力。

治法：补肾纳气，降气平喘。

方药：金匮肾气丸合参蛤散加减。

组成：桂枝、附子、山药、蛤蚧、人参、山茱萸、泽泻、茯苓等。

（三）治疗要旨

气阴虚损，"伏火"复炎是支气管扩张发病的基础。支气管扩张多发生于儿童及青少年时期麻疹、百日咳等病之后，或者成人咳嗽、咳痰日久不愈，痰瘀郁滞化热，伤及肺络，留有夙根。若遇风受凉，或遇感引触，或嗜食辛辣厚味化热薰肺，诱使本病反复发作，病情日益加重。若咳嗽日久，迁延不愈，耗气伤阴，肺气亏损，宣发布散失职，津失输布，凝聚成痰；肺阴亏虚，阴虚生内热，热可灼津为痰；痰邪郁肺，日久化热，若遇外邪引动，痰热挟肺气上逆，则可见咳嗽、咳黄稠脓痰；痰热化火，火热之邪灼伤肺络，络伤血溢则见咯血。孙一奎在《医旨绪余·论咯血》中言："咳血多是火郁肺中，治宜清肺降火，开郁消痰，咳止而血亦止也。不可纯用血药，使气滞痰塞而郁不开，咳既不止，血安止哉！设下午身热而脉细数，此真阴不足，当清上补下。"支气管扩张咯血之由，多因阴虚火旺，或肺有燥热所致。《景岳全书·咳血论治》谓："故凡病血者，虽有五脏之辨，然无不由于水亏，水亏则火盛，火盛则刑金,金病则肺燥,肺燥则络伤而嗽血,液涸而成痰。"王灿晖教授在长期的临床实践中总结出了自己的经验,指出其病标固在肺,而病本则在肾也。肝五行属木,肺属金,"肝升于左,肺藏于右",肺居上焦,其气肃降,可制约肝阳上升太过,若肺虚肝旺,木火刑金,火盛气逆,迫血妄行,引起支气管扩张咯血。另外,外邪袭肺,风热燥火犯肺常为咯血之诱因,《临证指南医案》谓:"若夫外因起见,阳邪为多,盖犯是症者,阴分先虚,易受天之风热燥火也。"支气管扩张发病是以气阴虚损为本,"伏火"成为夙根,外邪、肝火、饮食不节等常是支气管扩张急性发作加重的诱因。

1. 辨病之要在痰,虚实夹杂者肺脾兼治

支气管扩张患者临床常见咳嗽,咳痰色黄或绿,咳痰浓稠,口干,舌红、苔黄而干,脉多弦滑或数,辨证属痰热蕴肺、肺失清肃。治从清热化痰,以治肺为主,是为正治之法。由于清热化痰药大多苦寒败胃滑肠,易出现腹胀、纳少、便溏,故常于清热化痰方中加入健脾和胃之药。支气管扩张日久不愈,咳痰色黄,结成顽块,咳吐不爽,仍用清肺化痰之法,往往事与愿违,不能取效,中医辨证则属气虚不能推送,痰滞郁肺,所谓气虚老痰之证。王灿晖教授认为治从益气补虚,托毒排痰之法。目前研究发现,病情较重的缓解期支气管扩张患者气道内存在细菌定植,诱发了持续炎症反应,而这些炎症细胞及其释放的细胞因子,不停地破坏气道上皮细胞及纤毛,使局部防御及排痰能力下降,诱发急性加重,而这也是支气管扩张迁延难愈、逐步进展的主要原因。王灿晖教授认为通过益气健脾可以增强患者免疫力,减轻局部炎症反应,进而减少支气管扩张急性发作次数,延缓病程进展。

2. 治血其因在火,需辨肝火、肺热、阴虚

支气管扩张伴咯血患者,责其咯血之因,多属肺热、肝火、阴虚,临床需分辨之。肺热化火引起咯血者,往往痰火肺热并重,常见于支气管扩张急性期,患者咳痰色黄量多、痰中带血,或者咳脓血腥臭痰,甚则咳出纯血,量多色鲜红,可伴见身热、口渴、口臭、便秘、尿赤、舌红苔黄、脉滑数等一派火热之象,辨证属痰热蕴肺、热伤血络,治当清热化痰、凉血止血。肝火咯血者多性情焦躁,易激易怒,春季好发,临床表现为突然作咳,随即咳出鲜血,咯血量多,伴胸胁部胀痛,心烦易怒,口干口苦,舌红、苔薄黄,脉弦滑数,辨证属肝火犯肺,血热妄行。治以清肝肃肺,凉血止血。阴虚咯血者多见咯血反复日久,色鲜红,口干咽燥,或有潮热盗汗。舌红中有裂纹或舌苔花剥,脉细数,中医辨证属阴虚火旺证。治当滋阴降火、清肺止血。

(四)常用药对

1. 胆南星、半夏、瓜蒌子

胆南星取其味苦,性凉,清热降火化痰,以治痰火湿热之壅闭。辅以半夏、瓜蒌子化痰降逆,涤痰开胸。《证治准绳》曰:"善治痰者,不治痰而治气,气顺则一身之津液亦随气而顺矣。"三者合用,清热泻火,化痰理气。

2. 青黛、栀子

青黛味咸,性寒,归肝、肺经,清热解毒,凉血消斑,清肝泻火。栀子味苦,性寒,归心、肺、三焦经,凉血止血。两者皆入肝经,长于清肝泻火凉血,意在治本清源,达到清肃肺热、苦泄降火、敛肺止血。

3. 麦冬、白芍、玄参

麦冬养阴润肺,益胃生津,以咽喉为肺胃之通道;白芍味苦、酸,性凉,和营泻热,敛阴柔肝;玄参清虚火而解毒,启肾水上朝于咽喉,张元素称其"治空中氤氲之气,无根之火,以玄参为圣药"。此三药补、敛、清共用,滋养肺胃。

（五）生活调摄

1. 情志

支气管扩张为慢性病,常常病程缠绵不愈,会导致患者出现抑郁、悲观等不良情绪,而咯血则会引起患者恐慌的情绪。这时,需要良好的情绪疏导,加强人文关怀,引领患者走出不良情绪,对于疾病的治疗也大有裨益。《素问·阴阳应象大论》首次系统地阐述了利用情志相胜心理疗法以达到治愈疾病的基本原理:"怒伤肝,悲胜怒;喜伤心,恐胜喜;思伤脾,怒胜思;忧伤肺,喜胜忧;恐伤肾,思胜恐。"根据五行相克理论,喜属火,火克金,故使患者心情喜悦,可以消除患者的悲伤与忧郁的情绪。可以通过听舒缓的音乐、观看喜剧、听相声等,使患者心情愉悦,通过喜胜忧,以情胜情,获得良好的精神状态,消除焦虑、抑郁。

2. 起居

春天处于万物复苏、上升的阶段,对于支气管扩张患者来讲,容易导致咳嗽加重及咯血等。应尤其注意起居调摄,避免症状加重。《素问·四气调神大论》云:"春三月,此谓发陈,天地俱生,万物以荣,夜卧早起,广步于庭,被发缓形,以使志生,生而勿杀,予而勿夺,赏而勿罚,此春气之应,养生之道也。逆之则伤肝,夏为寒变,奉长者少。"意即春天的三月,是草木发芽、枝叶舒展的季节。在这一季节里,天地一同焕发生机,万物因此欣欣向荣。人应当晚睡早起,多到室外散步;散步时解开头发,伸展肢体,以使情志宣发舒畅开来。天地使万物和人焕发生机的时候一定不要去扼杀,赋予万物和人焕发生机的权利一定不要去剥夺,勉励万物和人焕发生机的行为一定不要去破坏。这乃是顺应春气、养护人体生机的法则。违背这一法则,就会伤害肝气,到了夏天还会因为身体虚寒而出现病变。之所以如此,是由于春天生机不旺,而导致供给身体在夏天茂长时所需的正气缺少的缘故。

3. 饮食

（1）饮食宜清淡,忌油腻:清淡而富营养的饮食,易于消化吸收,不会留邪恋邪;而油腻的食物不易消化,易留邪恋邪,使病经久难愈,尤其暑夏湿热季节,油腻食物还会助长湿热为患。

（2）忌辛辣、香燥、寒凉太过之品：风寒犯肺者可食辛辣之品，但太过则耗气伤阴。夹湿邪者可食香燥之品，亦不可太过，过则伤津劫液，燥邪犯肺者尤宜忌之。寒凉之品可使外邪冰伏体内，所以本病患者当忌冷饮。

（3）宜多饮水，忌浓茶、浓咖啡：多饮白开水或淡茶水，有利于病毒从小便排出，还可防止汗出伤津。浓茶因含鞣质，反不利于外邪排出；浓咖啡令人兴奋，可加速心跳，会使人头昏、心烦不安。

（4）宜多食富含维生素 C、维生素 A 的食物：维生素 C 能促进抗体形成，并能增强机体的抗病力，提高人体免疫功能。富含维生素 C 的食物如新鲜蔬菜、刺梨、大枣、柚子、柠檬等水果。维生素 A 能维持上皮细胞的完整，增加黏膜的分泌，加强皮肤黏膜屏障的作用，防止外邪入侵。富含维生素 A 的食物有鸡肝、羊肝、猪肝、鸭肝、胡萝卜、菠菜、冬苋菜、油菜、红薯、南瓜等。

二、病案举隅

【初诊】患者，陈某，女，45 岁。2016 年 1 月 16 日。

主诉：咳喘反复 10 余年，加重 1 月余。

现病史：患者咳喘反复 10 余年，外院确诊支气管扩张病史。每年均因受凉等因素出现病情反复，每次均予以抗感染、化痰等治疗后好转。近 1 个月患者咳喘加重，咳嗽阵作，气喘，偶有痰鸣，痰黄量多，偶有痰中带血，胸闷不舒，口干。

既往史：患者否认高血压、糖尿病、冠心病等病史，否认传染病病史，否认手术外伤史，否认烟酒嗜好。

刻下：神志清，精神可，纳尚可，大便干，寐尚可。舌红、苔薄黄，脉细弦滑略数。

体格检查：口唇轻度发绀，两肺呼吸音粗，两中上肺可闻及湿啰音。心律齐，未闻及杂音。双下肢无水肿。

影像学检查：胸部 CT 示两中上肺支气管扩张伴感染。

实验室检查：无。

诊断：

西医诊断：支气管扩张伴感染。

中医诊断：风温肺热病（痰热壅肺）。

治疗：清热化痰、肃肺平喘。

处方：定喘汤合千金苇茎汤加减。桑白皮 10 g，炙麻黄 5 g，黄芩 10 g，薏苡仁 15 g，冬瓜仁 15 g，款冬花 10 g，紫苏子 10 g，法半夏 10 g，鱼腥草 30 g，土贝母 10 g，金荞麦 15 g，炙百部 10 g，白及 10 g，芦根 20 g，蒲公英 15 g，连翘 10 g，甘草 5 g。5 剂。

【二诊】2016 年 1 月 21 日。

患者咳喘稍减,痰色变淡黄白相间,痰量仍多,未见痰中带血,舌苔薄黄微腻,脉细弦滑。上方加胆南星 10 g。7 剂。

【三诊】2016 年 2 月 13 日。

服上方后,咳喘减轻,仍咳少量黄痰,舌偏红、苔薄黄,脉弦滑。上方加桃仁 10 g、杏仁 10 g。7 剂。

【四诊】2016 年 3 月 9 日。

近期出现咯血,偶咳,痰少色黄,口干,纳可,便调。舌偏红、苔薄黄,脉细弦。辨证属阴虚痰火肺热。治从清热泻火润肺,凉血止血。拟泻白散及黛蛤散加减。处方:桑白皮 10 g、地骨皮 10 g,黛蛤散 12 g(包煎),知母 10 g,浙贝母 6 g,栀子 6 g,生地黄 12 g,白及 10 g,白茅根 30 g,芦根 30 g,黄芩炭 6 g,炙甘草 5 g,三七粉 3 g,川贝粉 2 g(冲服),麦冬 12 g,蒲公英 15 g。7 剂。

【五诊】2016 年 3 月 16 日。

服上方后咯血遂止,咳减,少痰,气喘不显,舌红、苔薄,脉细弦。治从清润肃肺,养阴生津,健脾化痰,拟沙参麦冬汤、千金苇茎汤、定喘汤、六君子汤等方出入。

【预后】以五诊方出入共服 50 余剂,患者症情稳定,咳喘未发。再 1 年后偶遇患者,诉停药后一直未再发病。

【按语】本案咳喘反复多年,近期咳喘,痰黄显系痰热壅肺;痰邪郁肺,日久化热,若遇外邪引动,痰热挟肺气上逆,则可见咳嗽、咳黄稠脓痰;痰热化火,火热之邪灼伤肺络,络伤血溢则见咯血。急则治其标,治当清热化痰、肃肺平喘,方选定喘汤合千金苇茎汤加减。二诊时,咳喘稍减,痰色变淡,痰量仍多,原方加胆南星以增化痰之力,治顽痰久咳。三诊时,患者症状改善明显,守法再进,加桃仁、杏仁,加强祛痰化瘀之功。四诊时,咳嗽、咳痰减少,又见咯血,辨为阴虚痰火。治从清热泻火、养阴润肺、凉血止血,支气管扩张咯血病久,络伤血溢,肺内留瘀;久病入络也可成瘀。朱震亨言:"痰夹瘀血,遂成窠囊。"出血时,止血药尽量多用三七、花蕊石等止血不留瘀类药;血止后,则活血、养血、通络兼顾,药用桃仁、红花、当归、丹参、丝瓜络等。之后咳喘稳定,治从标本兼顾,清润肃肺,养阴生津,益气健脾化痰,巩固治疗。

第九章　肺　癌

　　肺癌是世界范围内最常见的恶性肿瘤,大致可以分为非小细胞肺癌和小细胞肺癌两大类,其中非小细胞肺癌占80%～85%。

　　肺癌是我国30年来发生率增长最快的恶性肿瘤,在21世纪开展的第三次死因回顾调查显示肺癌已居癌症死亡原因首位。2019年全国肿瘤登记中心发布最新数据显示:2015年我国新发肺癌病例约为78.7万例,发病率为57.26/10万,2015年我国因肺癌死亡人数约为63.1万例,死亡率为45.87/10万,地区分布上,我国城市肺癌死亡率均高于农村地区。东、中部城市和农村肺癌死亡率明显高于西部。发病年龄＞40岁人群死亡率快速升高。现代医学在治疗肺癌方面,有手术、放化疗、靶向治疗、免疫治疗等方法;早期肺癌,手术效果好,复发率低,而晚期肺癌预后较差,5年生存率仅不到5%。

一、临证经验

　　古代并无肺癌病名,目前多认为肺癌属于中医学"积聚"范畴,为五积之一。文献中关于"肺积""息贲""息积""肺萎""痞癖"等病的描述与肺癌具有高度相似性。现在命名则较为混乱,有"肺癌""肺积""肺岩"等名称,还有专家主张以不同时期的不同症状来命名。

　　王灿晖教授认为以"肺积"命名更为妥当。正如《素问·奇病论》言:"病胁下满气上逆……病名曰息积,此不妨于食";《难经》言:"肺之积曰息贲……久不已,令人洒淅寒热,喘热,发肺壅。"以上这些描述与肺癌的主要临床表现有类似之处。金元时期李杲治疗肺积的息贲丸,所治之证颇似肺癌症状。名以"肺积",既可以兼顾肺结节等癌前状态又可以兼顾通过病理确诊的肺癌,有利于本病在诊断上的统一及治疗上的连贯性,此乃其一。名以"肺积",可以更加直观地反映肺癌的大多数表现形式——肺部肿块或结节,更有普遍性,此乃其二。名以"肺积",可以更清晰地表明肺癌的成因——病邪留滞肺内,久羁不去,凝聚成块,此乃其三。名以"肺积",也是对本病预后的一种判断,提示预后不良,正如《景岳全书·积聚》所言:"无形之聚其散易,有形之积其破难",此乃其四。

　　因此,以"肺积"命名,既能概括疾病特点,还有利于总结经验,促进科研交流,也可对本病全过程的特点（如病因、病机、主要临床表现）与规律（如发病条件、演变趋势、转归预后）做出病理性概括与抽象概括。以上体现了命名的科学性、完整性、准确性的统一。

（一）病因病机

王灿晖教授认为，由于正气虚损，阴阳失调，六淫之邪、伏气、癌毒乘虚入肺，邪滞于肺，导致肺脏功能失调，痰浊内生、气机郁结，宣肃失司，血脉受阻，津液失布，日久痰凝、气滞、血瘀与邪毒胶结于肺，造成本病发生。瘀毒为本病的主要病理表现，正虚邪实为本病的基本病机；其病位虽然在肺，但与脾、胃、肠、心等五脏六腑皆联系密切。现代研究也证实了，肺癌患者血液多处于高凝状态，这也是"瘀"的一种具体表现。因此，肺癌是因虚而得病，因虚而致实，是一种全身属虚，局部属实的疾病。

肺癌的病因尚未完全明了。王灿晖教授在长期的临床实践中，化繁为简，对于肺癌的病因病机，王灿晖教授指出，其不外乎三点：虚、热、痰瘀。

1. 虚

所谓虚，乃正气亏虚，"正气存内，邪不可干""邪之所凑，其气必虚"。《景岳全书·积聚》曰："凡脾肾不足及虚弱失调之人，多有积聚之病。"《医宗必读》言："积之成者，正气不足，而后邪气踞之。"这是通俗意义上所讲的体质虚弱，王灿晖教授在此基础上，又指出，虚不仅仅是体质虚弱，也包括基因易感性，即肺癌患者中存在着家族聚集现象。这些发现说明遗传因素可能在对环境致癌物易感的人群和（或）个体中起重要作用。

2. 热

所谓热，分为内热与外热。内热者，属于"偏颇"体质，易生肿瘤，且易引起转移；外热者，正如尤怡《金匮要略心典》云："毒者，邪气蕴蓄不解之谓。"肺为娇脏，易受邪毒侵袭，致使肺气肃降失司，肺气郁滞不宣，进而血瘀不行，毒瘀互结，久而形成肿块。邪毒入侵，肺气贲郁，积聚成痰，日久正气虚衰，痰气胶结，形成肿块。外来之热邪直中脏腑，内陷于里而难以散解则聚热成癌毒，其主要包括：① 吸烟（包括被动吸烟）。清代顾松园认为："烟为辛热之魁。"长期吸烟，热灼津液，阴液内耗，致肺阴不足，久则气阴亏虚，加之烟毒之气内蕴，羁留肺窍，阻塞气道，而致痰湿、瘀血凝结，形成瘤块。吸烟是目前公认的肺癌最重要的危险因素。1985 年，世界卫生组织国际癌症研究机构（International Agency for Research on Cancer，IARC）确定吸烟为肺癌病因。② 室内污染，主要包括室内燃料和烹调油烟所致的污染。室内煤燃料的不完全燃烧和烹调油烟均可产生苯并芘、甲醛、多环芳烃等多种致癌物。③ 室内氡暴露。氡是一种无色、无嗅、无味的惰性气体，具有放射性。当人吸入体内后，氡衰变产生的放射性粒子可对人的呼吸系统造成辐射损伤，引发肺癌。

④ 室外空气污染。室外空气污染物中的致癌物主要包括苯并芘、苯、一些金属、颗粒物质、臭氧等。空气中细颗粒物（$PM_{2.5}$）每增加 10 $\mu g/m^3$，肺癌死亡危险增加 15%～21%。⑤ 职业因素。多种特殊职业接触可增加肺癌的发病危险，包括石棉、石英粉尘、镍、砷、铬、二氯乙醚、矿物油、二氯甲醚等。石棉与肺癌的发生密切相关。

3. 痰瘀

所谓痰瘀，正如《杂病源流犀烛》所云："邪积胸中，阻塞气道，气不得通，为痰……为血，皆邪正相搏，邪既胜，正不得制之，遂结成形而有块。"可见在肺癌的发病机制中，痰瘀既是邪毒侵肺、脏腑功能失调的病理产物，又是导致正气内虚、邪毒之胶结成块的致病因素。因此，痰瘀为病贯穿于肺癌的整个发病过程。

（二）辨证要点

肺癌的现代医学治疗根据癌症种类的不同、分期的不同及身体机能评估状况的不同，采用不同的治疗手段。早期肺癌以手术治疗为主，不能手术者，则推荐采用根治性放疗或联合化疗。在免疫治疗时代，免疫治疗在早期肺癌治疗中的作用也开始进入临床研究阶段。而对于晚期肺癌患者，已由传统的放化疗进入精准治疗。传统的放化疗是一把双刃剑，在杀灭肿瘤细胞的同时，对机体也产生了很大甚至不能耐受的毒副反应。自靶向药物问世以来，肺癌治疗就进入精准治疗时代，其毒副反应小，疗效显著，成为一些有驱动基因突变患者的福音，而对于驱动基因阴性的患者，也可以通过抗血管生成治疗受益。随着免疫时代的到来，又使肺癌的治愈成为可能。同时目前越来越多的临床试验，也为晚期肺癌提供了多种治疗的选择方案。

但我们也要认识到，尽管目前肺癌的治疗手段日益丰富，但晚期肺癌的 5 年生存率依然比较低，仍面临着很多问题，包括耐药性、药物的毒副反应、生活质量的下降等。

王灿晖教授一直主张中西并举，直面肺癌困境，化解肺癌难题。他推崇中医，而又赞同西医；在长期实践中，王灿晖教授已经印证了中医药在肺癌治疗中存在它独特的优势。而且来自中国中医科学院创新工程项目的一项研究也表明，对非小细胞肺癌采用以扶正固本为主的中药辅助治疗，可以明显改善患者临床症状，改善术后患者身体状况、功能状况等。且"十五"国家科技支撑计划的一项研究也表明，在改善症状、体力、化疗毒副反应方面的比较，中西医结合治疗均优于单纯西医治疗。一项来源于"十一五"国家科技支撑计划的研究也有类似的结果，发挥中医药动态辨证论治的特色与优势，实现规范化、个体化，与西医手段有机结合，可以改善非小细胞肺癌患者的临床症状，提高生活质量，减少早期肺癌患者术后复发转移，延长晚期肺癌患者生存期。王灿晖教授在临床诊治中，也印证了这些结果。

1. 气阴两虚证

主症：咳嗽有痰或无痰，神疲乏力，汗出气短，口干发热，午后潮热，手足心热，有时心悸，舌质红苔薄，或舌质胖有齿痕，脉细。

治法：益气养阴。

方药：沙参麦冬汤加减。

组成：黄芪、沙参、麦冬、百合、玄参、浙贝母、杏仁、半枝莲、白花蛇舌草等。

2. 肺脾气虚证

主症：久嗽痰稀，胸闷气短，神疲乏力，腹胀纳呆，浮肿便溏，舌质淡苔薄，边有齿痕，脉沉细。

治法：健脾补肺，益气化痰。

方药：六君子汤加减。

组成：黄芪、党参、白术、茯苓、清半夏、陈皮、桔梗、薏苡仁、川贝母、杏仁等。

3. 肺阴虚证

主症：咳嗽气短，干咳痰少，潮热盗汗，五心烦热，口干口渴，声音嘶哑，舌赤少苔，或舌体瘦小，苔薄，脉细数。

治法：滋阴润肺，止咳化痰。

方药：麦味地黄汤加减。

组成：麦冬、生地黄、牡丹皮、山茱萸、五味子、盐知母、浙贝母、全瓜蒌、夏枯草等。

4. 气滞血瘀证

主症：咳嗽气短而不爽，气促胸闷，心胸刺痛或胀痛，痞块疼痛拒按，唇暗，舌紫暗或有瘀斑，苔薄，脉弦或涩。

治法：行气活血，化瘀解毒。

方药：四物汤加减。

组成：当归尾、赤芍、仙鹤草、薏苡仁、夏枯草、延胡索、贝母、莪术等。

5. 痰热阻肺证

主症：痰多嗽重，痰黄黏稠，气憋胸闷，发热，纳呆，舌质红，苔厚腻，或黄，脉弦滑或兼数。

治法：清热化痰，祛湿散结。

方药：二陈汤加减。

组成：陈皮、半夏、茯苓、白术、党参、薏苡仁、杏仁、瓜蒌、黄芩、芦根、金荞麦、鱼腥草、半枝莲、白花蛇舌草等。

6. 阴虚毒热证

主症：咳嗽无痰或少痰，或痰中带血，甚则咯血不止，胸痛，心烦寐差，低热盗汗，或热势壮盛，久稽不退，口渴，大便干结，舌质红，舌苔黄，脉细数或数大。

治法：养阴清热，解毒散结。

方药：沙参麦冬汤合五味消毒饮加减。

组成：南沙参、玉竹、麦冬、甘草、桑叶、天花粉、扁豆、金银花、野菊花、蒲公英、紫花地丁、紫背天葵等。

（三）治疗要旨

扶正祛邪、标本兼治是治疗肺癌的基本原则。秦汉时期，主张适度攻邪，兼顾正气，初步提出了养阴法治疗本病。魏晋南北朝时期，首用针灸治疗本病，治疗方法中上攻邪法较为明朗，注意使用虫类药、破气药及化瘀药。金元时期，清热解毒法颇具新意，扶正法、滋阴法应用最为广泛。明清时期是肺癌治疗得以充实完善的时期，主张攻补兼施，灵活地根据病情和分期治疗本病。

王灿晖教授精于古法，而又不拘泥于古法；他在长期的临床实践中，对于肺癌的治疗，提出坚持辨证与辨病相结合的治疗原则；根据不同的时期，始终把匡扶正气作为第一要务，注意脾胃运化之功能。对于存在手术可能的患者，他认为，术前正气充足，可适当加强抗癌治疗，可酌加虫类药物，以化瘀消积。术后，正气大虚，必须加强扶正固本之力，促进肺癌患者的康复。而对于放化疗患者，则需通过调补，使机体正气充足，以抵御化疗的副作用；并可以通过中药，减少放化疗的毒副反应。针对辨病治疗，他常在方药中加入半枝莲、白花蛇舌草等药物，以起到抗癌之功。

王灿晖教授主张：① 攻补兼施，提倡"补勿过偏，攻勿过猛"，他认为肺癌乃虚实夹杂病症，需扶正与抗癌解毒相结合，注重扶正培本、化痰祛湿、活血化瘀等。② 注重补益，肺癌是全身性疾病，以虚为本，肿块是局部表现，常因虚而得病，因虚而致实，治疗强调"养正积自除"，提倡通过调整整体功能状态以提高免疫力。③ 重视后天脾胃之功能，"脾为后天之本"，在肺癌的治疗中也要强调后天之本的作用，通过调补脾胃，健脾助化，调节中焦脾胃功能。这对人体健康及肿瘤的预后转归至关重要。④ 解毒祛瘀，瘀毒阻络导致癌肿形成，在肺癌的治疗过程中需要重视瘀毒之邪，单纯补虚扶正，不予祛邪，亦难以抑瘤，应在着力扶正同时，不忘祛邪，最终实现"邪去正安"。⑤ 已病防变，预防复发及转移。肺癌术后存在复发及转移情况，如何减少这些情况的发生？王灿晖教授认为肺癌术后以脾肺气虚之证多见。此时病邪轻浅，如及时扶正补虚，则可减少复发及转移的发生，即"已病防变"。若脾肺气虚不得纠正，气虚不能调节津液运行，则津停湿聚，湿聚而化为痰、化为饮；痰饮湿邪继而阻滞气机，气机不得运行，血停而为瘀，导致肺癌的复发或转移。

王灿晖教授是温病大师，对温病的理论研究及临床实践均造诣颇深。他在长期治疗肺癌的临床实践中，发现两者有相似之处，以温病学理论指导肺癌的治疗，也可以收到较好疗效。肺癌早期,此时肿瘤负荷较低,癌毒之邪尚轻浅,邪轻正未伤,与温病初起,病在卫分、气分相似,均需以祛邪为主,兼以顾津;而肺癌出现转移、复发扩散,此时肿瘤负荷增加,癌毒之邪日盛,与温病进展,邪热亢盛,热入营血或邪盛正虚者相似,此时需要祛邪与扶正同用;而对于肺癌患者经手术及放疗、化疗后,正气大虚,津液耗伤,阴虚内热,与温病后期阴液大伤者,邪热不甚,虚多邪少有类似之处,治疗上可相互借鉴。因此,治疗温病和肺癌,宜注重邪正消长、阴液存亡,强调邪盛者以祛邪为主;邪实正虚者予以扶正祛邪之品;邪少虚多者重在扶正。

　　药理实验和临床验证表明一些清热解毒药有较强的抗癌活性,通过抑制细胞增殖、诱导凋亡、调节机体免疫水平、调控细胞信号转导通路、抗多药耐药等多种途径发挥抗肿瘤作用。如半枝莲、山豆根、鸦胆子、穿心莲、白花蛇舌草、肿节风、金银花等。目前临床常用的化疗药如紫杉醇、长春新碱等就是从喜树、三尖杉、长春花等中提取的生物碱。这也是王灿晖教授辨病治疗的依据。

　　(四) 常用药对

　　1. 黄芪、太子参

　　黄芪补气兼能扶阳,走而不守;太子参补气兼能养阴,其性守而不走。二药为伍,一动一静,阴阳兼顾,通补无泻,补气之力大增。若脾虚,用之可鼓舞中气;若肺虚,用之可补气固表。肺癌患者,尤其是术后患者,多正气损伤,二药合用,可起到补气益肺之功。

　　2. 白花蛇舌草、半枝莲

　　白花蛇舌草功效清热解毒、消痈散结;半枝莲功效清热解毒、散瘀;二药相配,消瘀散结。二药合用,相须配伍,能够促进疗效。

　　3. 黄芩、黄连

　　黄芩、黄连都是清热燥湿之品,但黄芩善清肺与大肠之火热,黄连善清心火而除湿火郁结,相配则清热燥湿、解毒功效更显著。

　　4. 莪术、猫爪草

　　莪术功效行气破血,消积止痛;猫爪草功效解毒,化痰散结。肺癌患者癌毒瘀滞,二药配伍,既可抗癌毒,又可散肿结。现代药理研究证明,二药均有较好的抗肿瘤活性作用。

　　(五) 生活调摄

　　本病虽然无确切的方法可以预防,然加强锻炼、增强机体抗病能力、避免接触致癌因素,可以降低发病率。目前已公认吸烟是引起肺癌的一个比较重要的因素,所以应积极宣传吸烟的害处,提倡戒烟。应加强防护,避免或减少接触苯并芘、石棉、煤焦油等有致癌作用的物质。对肺癌易感人群做好防癌普查工作,其也是早期发现肺癌的重要手段。

应使患者保持心情开朗,起居有时,室内空气新鲜,注意防寒保暖,防止外邪袭肺造成肺部继发感染。宜少食黏腻、辛辣刺激之物,多食香菇、薏苡仁、海带等有一定抗癌作用的食物。病情重者应注意观察体温、血压、呼吸、脉搏的情况及痰量、痰的颜色,尤其要注意保持呼吸道通畅。

二、医案举隅

【初诊】患者,陈某,男,67 岁。2018 年 7 月 9 日。

主诉:肺癌术后咳嗽、咳痰 2 个月。

现病史:患者 2 个月前行右下肺癌根治手术,术后病理为腺癌,术后分期 pIA (T1bN0M0),术后咳嗽时作,以阵发性干咳为主,咳吐中等量白痰,伴有疲乏感,气短,胃脘不适,无痰血,无潮热盗汗,无恶寒发热、咯血等症状。曾服用左氧氟沙星 1 周,效果不佳。

既往史:有高血压病史 10 余年,血压控制可,无冠心病、糖尿病等慢性病史。

刻下:气短乏力,咳嗽时作,痰少色白,纳食不香,小便清长,大便无力,睡眠不佳。

体格检查:神志清,精神不振,浅表淋巴结未及肿大,全身皮肤、黏膜无黄染及出血点,右下肺呼吸音消失。心率 98 次/分,律齐,心界不扩大,全腹平软,肝脾未触及肿大,双下肢不肿。舌淡胖,边有齿痕,苔薄微黄,脉细。

辅助检查:胸部 CT 示右肺术后改变,少量胸腔积液。血常规未见明显异常。

诊断:

西医诊断:右肺腺癌术后 pIA(T1bN0M0)。

中医诊断:肺癌(肺脾气虚)。

治疗:健脾补肺,益气化痰。

处方:黄芪 20 g,黄连 2 g,鸡内金 10 g,太子参 20 g,茯苓 15 g,广郁金 12 g,炒白术 12 g,白花蛇舌草 10 g,怀山药 15 g,川贝母 6 g,浙贝母 12 g,陈皮 6 g。7 剂,水煎服。

【二诊】2018 年 7 月 16 日。

1 周后复诊,患者精神较前转振,咳嗽频次减少,痰量中等,色白,睡眠欠佳,易醒,二便状况改善。体格检查:舌淡胖,边有齿痕,苔薄微黄,脉细。辅助检查:无。此证属于肺脾气虚,治以扶正抗癌,宁心安神。处方:太子参 20 g,白花蛇舌草 10 g,半枝莲 12 g,金银花 12 g,广郁金 12 g,茯苓 10 g,炒白术 20 g,黄连 3 g,酸枣仁 20 g,川贝母 6 g,煅龙骨 30 g,远志 10 g,大枣 10 g。7 剂,水煎服。

【三诊】2018 年 7 月 23 日。

患者体感改善,咳嗽好转,咳痰量减少,为白痰,夜寐好转,乏力好转。体格检查：舌胖，稍暗，边有齿痕，苔薄，脉缓。辅助检查：无。此证属于肺脾气虚，治以补肺益气，抗癌扶正。处方：太子参20 g，黄芪20 g，白花蛇舌草10 g，炒白术10 g，猫爪草12 g，鸡内金12 g，怀山药15 g，广郁金10 g，丹参12 g，黄连2 g，炙甘草6 g。14剂，水煎服。

【预后】患者咳嗽、咳痰明显改善，纳食、二便、睡眠状况好转。

【按语】肺癌是一种局部为实，全身为虚的疾病。王灿晖教授在肺癌的治疗中始终贯穿补虚清热的思想，并注重调补脾胃。

首诊时，该案患者为肺癌术后，正气大伤，肺气不足，治节无权，气虚不布，津液停聚则为痰，以致其咳嗽、咳痰；脾胃气虚，运化无力，则导致胃脘不适，纳呆；脾虚生化无源，营血亏虚，不能奉养心神而致睡眠不佳。王灿晖教授抓住其虚的主证，通过益气扶正，调补其肺脾之气。但其舌苔微黄，仍有热象，而"热"会导致肺癌的复发及转移，故而在补虚的同时，加以清热；由于其肺癌术后2月余，正气亏虚为主，不宜过于清热，以防止药物之寒凉进一步损伤正气，所以清热药物剂量偏小，同时暗含"投石问路"之意。经过补虚扶正治疗，患者正气渐充，肺脾气虚改善，故而咳嗽、咳痰好转；且初诊方中小剂量清热解毒药物并未有损伤患者正气之征象，且热证未解。二诊时，加强清热解毒之力。三诊时，患者气虚之象明显好转，但舌暗，此为因气虚引起血瘀之征象，诊疗方案在补虚扶正、清热解毒同时，辅以化瘀治疗。

纵观整个诊疗过程，王灿晖教授一直把扶正、顾护脾胃之气放在首要位置，并投以清热解毒之药，以期减少肺癌复发转移机会。同时根据征象，酌情加入化瘀活络之品，以求邪祛正安。

第十章　肺纤维化

　　肺纤维化是以进行性呼吸困难、喘息、气短、干咳、喘憋为临床表现,以限制性通气功能障碍、低氧血症、慢性进行性弥漫性肺间质纤维化为特点的肺间质性疾病。患病率随着年龄增加,男性多于女性。从发病原因分为特发、继发两种。现代医学治疗以糖皮质激素和免疫抑制剂为主,长期使用不但不良反应大,且仅有部分患者病情改善或稳定;目前尚无一种令人满意的治疗方案。王灿晖教授在临证中,融古汇今,对于本病的病因病机及治则治法,提出了独到的见解。

　　根据本病临床症状,现代中医认为其属于中医学"肺痿""肺痹""喘证""咳嗽"等范畴。王灿晖教授认为应统一病名,统一病名有利于本病在诊断上的统一及治疗上的连贯性,是极为重要的。他认为,咳嗽、气喘等是本病在发病过程中的症状表现,但也是其他肺系疾病中常见的症状表现,因此,以"咳嗽、喘证"等病名来命名,无法体现本病的病理特点,也无法给人以直观而又形象的认识。对于本病的命名,王灿晖教授认为,"肺痹"与"肺痿"是本病的两种不同状态。在现代医学背景下,需做到中西医结合:除了必须兼顾本病的主要临床症状外,如咳嗽、气喘、咳吐浊唾黏涎等,以及疾病的不同时期,还要结合现代医学的影像学表现、病理学特征。如果影像学已经提示间质性改变,病理学支持,结合其临证中的主要症状表现,在早期,以"肺痹"命名,而到了晚期则以"肺痿"命名。"肺痹"最早在《黄帝内经》中出现,他细细推求其病因,更倾向于风寒湿邪侵及皮肤,外邪不解,而直入肺脏导致痹塞不通,咳逆喘息,乃至胸背疼痛。当属于本病的早期表现。《金匮要略·肺痿肺痈咳嗽上气病脉证治》载:"寸口脉数,其人咳,口中反有浊唾涎沫者何? 师曰:为肺痿之病……息摇肩者,心中坚;息引胸中上气者,咳;息张口短气者,肺痿唾沫。"这已经与现代医学间质性肺病晚期状态的主要症状表现高度吻合。

一、临证经验

(一)病因病机

　　对于本病的病因病机,现代医学尚未完全明确。王灿晖教授从古代哲学思想出发,强调整体观念,尤其重视内因在本病发生上的重要性;同时亦指出外因是本病发生的重要诱因。内因方面,王灿晖教授指出"气虚""阴虚"在本病发生发展中的重要性,正所谓"正气存内,邪不可干""邪之所凑,其气必虚";外因方面,王灿晖教授重视"毒"的诱因作用,如现代医学认为的吸入粉尘、烟雾或药物因素所致的间质性肺病,都归类于"毒"的范畴。对于"瘀",王灿晖教授也尤为重视,其在本病中的作用,既可作为本病后期的一种病理状态存在,同时又可作为诱因,引起本病的进展。王灿晖教授认为本病病初在气分,久病入血分,病情呈现本虚标实的证候,气阴两虚为本,痰、热、瘀阻滞肺络为标。总的病机为肺之气阴两虚,痰浊、瘀血相互胶结阻滞脉络。

1. 气阴两虚为本

王灿晖教授认为肺痿提示了一个肺纤维化的主要病理方面。"肺痿"言肺之痿弱不用,络虚不荣,为虚证,风、寒、暑、湿、燥、火六淫外邪及内生之邪均可扰肺,且肺脏易受它病影响,易受损伤,导致肺气虚损加重,故有"肺伤善痿"之说。对于张机主张的肺痿之病机关键"肺热叶焦"这一说法,王灿晖教授也是极为推崇的。

2. 痰、瘀两大病理因素贯穿始终

王灿晖教授认为,肺痹解释了肺纤维化重要的病理过程,"肺痹"言肺为邪痹,络脉瘀阻,为实证。正如清代林珮琴在《类证治裁》中所言:"诸痹……良由营卫先虚,腠理不密,风寒湿乘虚内袭,正气为邪所阻而不能宣行,因而留滞,气血凝滞,久而成痹。"强调了自身营卫失调的关键作用,以此为基础外邪乘虚而入,久而为痹。

3. 瘀血不去,气血亏虚

气血相互化生,共同维持正常生机。王灿晖教授认为,肺纤维化病络既生,瘀血固结难消,则碍新血化生,正如《血证论》所云:"此血在身,不能加于好血,而反阻新血之化机""旧血不去,则新血断然不生,而新血不生,则旧血亦不能自去也。"瘀阻络脉而耗伤气血,营血难生而脏气失养,加重气血交换异常,久则"因瘀致虚"损及肺、脾、肾三脏。

4. 因瘀致虚,脏腑失调

"肺者,相傅之官,治节出焉",肺主治节包括对心主血脉、宗气生成、卫气布散、津液输布、脏腑气机升降出入等多方面调节。肺纤维化血瘀内生,病久瘀血不除、新血不生,以致肺失治节。脾主升清,所生水谷之气与清气在胸中合为宗气,宗气不足,经脉运行失常,"因瘀致虚、因虚助瘀",循环往复,损及脏腑,肺失主气、其气不降,脾失运化、宗气不充,肾失气化、摄纳无权,终现气促、动则喘甚之症状。故王灿晖教授认为,肺纤维化的发病特点与肺、脾、肾关系密切。病位在肺,肺、脾、肾阴阳亏虚为本虚,外邪、痰浊、瘀血为标实,本虚标实两者互相影响。

5. 晚期阴阳并损

王灿晖教授从"肺主治节"的理论出发,认为本病阴虚燥热伤肺,气阴两虚,肺气虚损,无力推动血行,血脉瘀滞,气血运行不畅,内不能和调于五脏,外不能洒陈于六腑,渐至表里俱虚,可见阴阳并损。

（二）辨证要点

王灿晖教授认为,本病临床宏观辨证,可分虚寒、阴虚燥热、气阴两虚、阴阳两虚、痰瘀阻络5个证型。

1. 虚寒证

主症：咳吐涎沫,清稀量多,短气不足以息,食少,形寒,小便数,舌淡,脉虚弱。

治法：温肺益气。

方药：甘草干姜汤加减。

组成：甘草、干姜等。

2. 阴虚燥热证

主症：咳嗽喘息,痰黏色黄,咽燥声嘶,气短胸憋,舌红,苔黄而干,脉浮数。

治法：清燥润肺,养阴益气。

方药：清燥救肺汤加减。

组成：桑叶、石膏、甘草、胡麻仁、阿胶、枇杷叶、人参、麦冬、杏仁等。

3. 气阴两虚证

主症：喘息气短,胸闷咳嗽,痰黏难咳,呼多吸少,动则气喘加重,舌质暗红,苔少,脉细滑。

治法：益气养阴,止咳化痰。

方药：生脉散合沙参麦冬汤加减。

组成：太子参、五味子、沙参、玉竹、甘草、桑叶、麦冬、扁豆、天花粉、百合等。

4. 阴阳两虚证

主症：喘息进行性加重,呼多吸少,动则尤甚,咳吐涎沫,心悸气短,腰酸肢冷,五心烦热,咽干盗汗,舌暗红边有齿痕,苔白滑或少苔,脉细弱。

治法：滋阴补阳。

方药：炙甘草汤。

组成：甘草、生姜、桂枝、人参、生地黄、阿胶、麦冬、火麻仁、大枣等。

5. 痰瘀阻络证

主症：胸闷气喘,活动后加重,咳嗽间作,干咳为主,或咳白黏痰,不易咳出,面色晦暗,或伴胁肋部刺痛,舌质暗紫,苔少,脉细涩。

治法：化瘀通络。

方药：四物汤加减。

组成：生地黄、赤芍、川芎、当归等。

（三）治疗要旨

王灿晖教授认为本病的治疗应扶正气培其本,化瘀结治其标。病变初期主要在肺,以邪实为主;中期影响肝、脾、肾,本虚标实并见;晚期累及心、肝、脾、肺、肾五脏。所以多以病因、病位、病变重心三者相结合辨证论治。肺纤维化早期本虚标实证,归属早期"肺痹",应治以清肺化痰、逐瘀通络、宽胸散结、益气活血。肺纤维化的中期痹中有痿,痿中有痹,肺肾气虚阴虚,痰热瘀阻,治以养肺清热、化痰活血通络。肺纤维化的晚期为"肺痿",常常五脏俱病,阴阳并损而转为喘脱、虚劳重证,用养肺益气、养肺滋阴、养肺活血通络法,标本兼顾,通补兼施,寓通于补进行治疗。

1. 清肺化痰,逐瘀通络

肺纤维化早期为肺气阴不足,阴虚燥热,灼伤肺津,痰液凝结而成,气虚无力推动血行,气血凝滞,可见痰瘀互结,王灿晖教授临证之时用清燥救肺汤加减,加用活血通络之品,热盛者,常加黄芩、鱼腥草、连翘、蒲公英等清热化痰之品。

2. 宽胸散结,益气活血

王灿晖教授认为,肺纤维化病络既生,瘀血固结难消,则阻碍新血化生,气血耗伤,由瘀致虚,王灿晖教授采用经方新用,临证之时予丹参、桑白皮、地骨皮加减,以扶正气培其本,化瘀结治其标。

3. 养肺清热,化痰活血通络

王灿晖教授认为肺纤维化晚期以气阴亏虚为主,兼见痰瘀互结阻络,擅长以三甲散加减治疗该证型。制鳖甲、制龟板、炮穿山甲、牡蛎、地鳖虫、牡丹皮、赤芍、莪术活血化瘀,软坚散结;太子参、麦冬、知母益气养阴,扶助正气;黄芩、瓜蒌、鱼腥草、炙款冬花、蒸百部、矮地茶清肺泻热,宽胸散结止咳。诸药合用,使阴液补,正气充,血脉和,瘀血散。

4. 大补阴阳

本病晚期可见阴阳俱虚、虚热虚寒之证,且可见各脏腑亏虚,临证之时,需辨清寒热偏向,辨清所病脏腑,大补阴阳同时,兼以调理脏腑,临证之时予参蛤散合右归饮加减,阳虚重加淫羊藿、补骨脂,阴虚重加生地黄、南沙参,喘甚加紫石英、沉香。

(四) 常用药对

1. 补骨脂、核桃仁

补骨脂补肾助阳,纳气平喘,温肾止泻;核桃仁补肾助阳,敛肺定喘,润肠通便。二药伍用,一肺一肾,金水相滋,敛肺纳气,止咳平喘甚妙。

2. 熟地黄、当归

熟地黄益肾纳气,补血益肝;当归补血和血,活血止痛,又主咳逆上气。二药伍用,滋阴补血,益肾平喘之功相得益彰。

3. 党参、黄芪

党参甘温补中,和脾胃,促健运,益气生血;黄芪甘温,补气升阳,益卫固表,利水消肿。党参补中气,长于止泄;黄芪固卫气,擅长敛汗。党参偏于阴而补中;黄芪偏于阳而实表。二药伍用,一里一表,一阴一阳,相互为用,益气之力更强,共奏扶正补气之功。

4. 当归、川芎

当归性柔而润,补血调经,活血止痛,祛瘀消肿,润燥滑肠;川芎辛温香窜,行气活血,祛风止痛。当归以养血为主,川芎以行气为要。二药伍用,互制其短而展其长,气血兼顾,养血调经,行气活血,祛瘀止痛之力增强。

(五) 生活调摄

对于肺纤维化的防治,王灿晖教授特别强调生活调摄,平素注重身体锻炼,提高抗病能力以预防反复感染致纤维化加重。然后,要注重环境卫生,避免接触烟雾、粉尘等对呼吸道有害的物质。另外,病邪侵袭,随四时季节变换,调节身体对寒暖的感知,气候变化较大时,不可骤然增减衣物。在疾病流行期间,避免与患者直接接触,经常保持卫生清洁。

二、医案举隅

【初诊】患者,黄某,女,51 岁。2009 年 3 月 21 日。

主诉:咳嗽间作 1 年余,气喘 1 个月。

现病史:患者 1 年前出现不明原因的干咳、气急,未予治疗。1 个月前突然出现气喘,活动性呼吸困难,呈进行性加重。无晨僵、关节痛及肌痛、口干、眼干、肌无力、吞咽困难和雷诺现象等免疫症状。予激素和抗生素等对症治疗 1 个月后,症状未见明显好转,改求中医诊治。

既往史:既往体健。否认环境及职业暴露史,有吸烟史,每年 30 包。

刻下:干咳阵阵,自觉有痰难咳,胸闷,气短,活动后尤甚,舌暗红,欠润,脉细。

体格检查:双下肺 Velcro 啰音、杵状指(+)。无关节畸变、皮疹、脱发、口腔及外阴溃疡。

实验室检查:血气分析见低氧血症。筛查补体正常、抗核抗体、抗可溶性抗原、ANCA(抗中性粒细胞抗体)均(-),评估肺功能示用力肺活量(FVC)72%、肺总量(TLC)68%、一氧化碳的弥散量(DLCO)47%。

辅助检查:胸部高分辨率 CT 示肺间质呈毛玻璃样改变。

诊断:

西医诊断:特发性肺纤维化。

中医诊断:肺痿(气阴亏虚,痰瘀阻肺)。

治疗:滋阴益气,清肺活血通络。

处方:三甲散加减。制鳖甲 30 g,制龟板 30 g,炮穿山甲 6 g,牡蛎 30 g,地鳖虫 10 g,牡丹皮 12 g,赤芍 12 g,莪术 10 g,太子参 30 g,麦冬 10 g,黄芩 10 g,瓜蒌 10 g,

百部 10 g,矮地茶 15 g,知母 10 g。7 剂,水煎服。

【二诊】2009 年 3 月 28 日。

自述咳嗽明显减少,无痰,气喘较前稍有缓解,平素怕冷,下肢不温。查体:双下肺 Velcro 啰音、杵状指(+),舌质暗紫,苔少,脉细涩。实验室检查(一)。辅助检查(一)。治疗仍以滋阴益气,清肺活血通络为法,以上方加减。处方:制鳖甲 30 g,制龟板 30 g,炮穿山甲 6 g,牡蛎 30 g,地鳖虫 10 g,牡丹皮 12 g,赤芍 12 g,莪术 10 g,太子参 30 g,麦冬 10 g,黄芩 10 g,南沙参 10 g,熟地黄 15 g,山茱萸 15 g,紫石英 20 g。14 剂,水煎服。

【预后】患者于当地医院以上方加减续服 6 个月,临床症状基本好转。

【按语】肺纤维化以弥漫性肺泡炎和间质纤维化为基本病理改变,早期症状不明显,以活动性呼吸困难、喘气、乏力、消瘦为主要临床表现,胸部 X 线片检查可见弥漫阴影、限制性通气障碍、弥散功能降低,血气分析见低氧血症,患者最终多因呼吸衰竭而亡。王灿晖教授认为,本病属于中医学"肺痿""肺痹"范畴,本病病初在气分,久病入血分,病情呈现本虚标实的证候,气阴两虚为本,痰、热、瘀阻滞肺络为标。总的病机为肺之气阴两虚,痰浊、瘀血相互胶结阻滞脉络。故治疗以扶正气培其本,化瘀结治其标。治疗以三甲散加减,方中制鳖甲、制龟板、炮穿山甲、牡蛎、地鳖虫、牡丹皮、赤芍、莪术活血化瘀,软坚散结;太子参、麦冬、知母益气养阴,扶助正气;黄芩、瓜蒌、百部、矮地茶清肺泻热,宽胸散结止咳。诸药合用,使阴液补,正气充,血脉和,瘀血散。本病本虚见肺、脾、肾三脏俱虚,二诊患者兼以调理脏腑,患者平素怕冷,下肢不温,加用熟地黄、山茱萸温肾纳气,且紫石英具有降逆气,"补不足"之功效。

三甲散出自《温疫论》,由明代吴有性创制,其功用在于滋补肾阴、祛瘀化痰,治疗素体正气虚衰,阴精耗竭,复感外邪,正虚不能逐邪外出,客邪留恋,不得外解,与虚竭之营血相互胶固,留滞于血脉而成的一种病证。方由鳖甲、龟甲、穿山甲、地鳖虫、牡蛎、僵蚕、白芍、当归、甘草组成,本方中鳖甲、龟甲等血肉有情之品,既逐阴分之邪,又可滋养精血,合穿山甲、地鳖虫、牡蛎、僵蚕以通络、搜邪、散结;当归、白芍、甘草以益气养血,共奏祛邪扶正之功。至清代,薛雪禀吴氏之旨,制"仿吴又可三甲散方",功效滋阴通络,破滞散结,治疗温病后期患者气血呆滞、灵机不运的病证。王灿晖教授将三甲散运用到肺纤维化的临床治疗中,疗效甚佳。

第十一章　胸腔积液

现代医学认为胸腔积液是以胸膜腔内病理性液体积聚为特征的一种常见临床表现。胸膜腔为脏层和壁层胸膜之间的一个潜在间隙，正常人胸膜腔内有 5～15 mL 液体，在呼吸运动时起润滑作用，胸膜腔内每天有 500～1 000 mL 的液体形成与吸收，任何原因导致胸膜腔内液体产生增多或吸收减少，即可产生胸腔积液。按胸腔积液发生机制可分为漏出性和渗出性两类。胸腔积液包括恶性胸腔积液，特发性胸腔积液，结核性胸膜炎、心力衰竭引起的胸腔积液等一系列疾病。现代医学多采用胸腔穿刺引流及针对原发病治疗，对于结核性胸膜炎、心力衰竭等效果尚可，但对于恶性胸腔积液、特发性胸腔积液等疗效多不理想。

一、临证经验

（一）病因病机

胸腔积液目前多认为属于中医学"悬饮"范畴，王灿晖教授亦认为将胸腔积液辨证归属于"悬饮"范畴较为准确。《黄帝内经》无"痰"之证，而有"饮""饮积"之说。如《素问·经脉别论》中"饮入于胃，游溢精气，上输于脾，脾气散精，上归于肺，通调水道，下输膀胱，水精四布，五经并行"论述了正常的水液代谢。《素问·五常政大论》曰："太阴司天……湿气变物，水饮内积，中满不食"，《素问·至真要大论》曰："太阴所胜……饮发于中"，《素问·六元正纪大论》曰："土郁之发……饮发注下"等，认为脾、肾功能失调，湿邪淫溢，可发生停饮之病。这些论述是对痰饮认识的开端，又为后世痰饮学说的形成和发展奠定了理论基础。东汉时期张机《金匮要略》始有"痰饮"名称，并立专篇加以论述，有广义、狭义之分。广义痰饮包括痰饮、悬饮、溢饮、支饮四类，是诸饮的总称。隋唐至金元时期，有痰证、饮证之分，逐渐发展了痰的病理学说，提出"百病兼痰"的论点，杨仁斋所著《仁斋直指方》首先将饮与痰的概念做了明确的区分，提出饮清稀而痰稠浊。清代叶桂总结前人治疗"痰饮"的经验，重视脾、肾，提出了"外饮治脾，内饮治肾"的大法。

王灿晖教授认为悬饮属于虚实相间之病，悬饮多因素体不强，或原有其他慢性疾病，肺虚卫弱，时邪外袭，肺失宣通，饮停胸胁，或因饮食不当，脾失健运，湿从内生，又或劳欲太过，伤及脾肾之阳，水失输化，而致饮邪停留于胸胁部所致。正如

《金匮要略·痰饮咳嗽病脉证并治》言："饮后水流在胁下,咳唾引痛,谓之悬饮。"

王灿晖教授认为,本病的病理性质,总属虚实夹杂,因虚致实,以虚为本,三焦气化不利是形成悬饮的主要病机,三焦司全身的气化,为内脏的外府,运行水谷津液的通道,气化则水行。若三焦失通失宣,阳虚水液不运,必致水饮停积为患。如《圣济总录·痰饮统论》云："三焦者,水谷之道路,气之所始终也。三焦调通,气脉平匀,则能宣通水液,行入于经,化而为血,灌溉周身,若三焦气塞,脉道壅闭,则水积为饮,不得宣行,聚成痰饮。"若联系到五脏,悬饮之生成则与肺、脾、肾功能失调有关。盖肺主行水,其宣发肃降功能对水液的输布与排泄起着重要的推动和调节作用。若肺气为邪毒塞遏,不能带动水液运行,湿浊势必停聚胸间;而脾居中焦,为水液升降输布之枢纽,凡水液之上腾下达均赖于此。又"脾为生痰之源",若中气不足,运化无权,必酿生痰湿,而"痰与饮异名同类耳",肾则为五脏之本,脾、肺的阳气根于肾阳,而水液的输布主要依赖阳气的温煦和推动,如果阳气不足,气化失司,定使代谢紊乱,如此水停为饮,饮悬胸间,是症乃成,水饮久蕴,饮阻气郁,久则可以化火伤阴,或耗损肺气,阴阳俱虚。基于以上认识,王灿晖教授认为胸腔积液应着眼于"虚"字。

（二）辨证要点

王灿晖教授根据病因病机,把本病分为 4 个证型。

1. 邪犯胸肺证

主症:咳嗽,痰少,气急,胸胁刺痛,呼吸、转侧疼痛加重,心下痞硬,寒热往来,身热起伏,汗少,或发热不恶寒,有汗而热不解,干呕,口苦,咽干,舌苔薄白或黄,脉弦数。

治法:和解宣利。

方药:柴枳半夏汤加减。

组成:柴胡、黄芩、瓜蒌皮、半夏、枳壳、青皮、赤芍、桔梗、杏仁等。痰饮内结,肺气失肃,见咳逆气急者,加白芥子、桑白皮;胁痛甚者,加郁金、桃仁、延胡索以通络止痛;心下痞硬,口苦,干呕者,加黄连,其与半夏、瓜蒌配伍以苦辛开痞散结;身热盛汗出,咳嗽气粗者,去柴胡,加麻黄、石膏以清热宣肺化痰。

2. 饮停胸胁证

主症:胸胁疼痛,咳唾引痛,痛势较前减轻,而呼吸困难加重,咳逆气喘、息促不能平卧,或仅能偏卧于停饮的一侧,病侧肋间胀满,甚则可见偏侧胸廓隆起,舌苔白,脉沉弦或弦滑。

治法:泻肺祛饮。

方药:椒目瓜蒌汤合十枣汤或控涎丹加减。

组成:葶苈子、桑白皮、苏子、瓜蒌皮、杏仁、枳壳、川椒目、茯苓、猪苓、泽泻、冬瓜皮、车前子、甘遂、大戟、芫花等。痰浊偏盛,胸部满闷,舌苔浊腻者,加薤白;水饮久停难去,胸胁支满,体弱,食少者,加桂枝、白术、甘草等以通阳健脾化饮,不宜再予峻攻;若见络气不和之候,可同时配合理气和络之剂以益气行水。

3. 络气不和证

主症:胸胁疼痛,如灼如刺,或有闷咳,甚则迁延经久不已,阴雨更甚,可见病侧胸廓变形,胸闷不舒,呼吸不畅,舌苔薄,质暗,脉弦。

治法:理气和络。

方药:香附旋覆花汤加减。

组成:旋覆花、紫苏子、柴胡、香附、枳壳、郁金、延胡索、当归、赤芍、沉香等。痰气郁阻,胸闷苔腻者,加瓜蒌以豁痰开痹;久痛入络,痛势如刺者,加桃仁、红花、乳香、没药以行气活血和络;饮留不净者,胁痛迁延,经久不已,加通草、路路通、冬瓜皮等以祛饮通络。

4. 阴虚内热证

主症:咳呛时作,咳吐少量黏痰,或伴胸胁闷痛。口干咽燥,或午后潮热,颧红,心烦,手足心热,盗汗,形体消瘦,舌质偏红,少苔,脉小数。

治法:滋阴清热。

方药:沙参麦冬汤合泻白散加减。

组成:南沙参、麦冬、玉竹、白芍、天花粉、桑白皮、桑叶、地骨皮、甘草等。阴虚内热,潮热显著者,加鳖甲、功劳叶以清虚热;虚热灼津为痰,肺失宣肃而见咳嗽者,加百部、川贝母;痰阻气滞,络脉失畅见胸胁闷痛者,酌加瓜蒌皮、枳壳、广郁金、丝瓜络;日久积液未尽者,加牡蛎、泽泻以利水化饮;兼有神疲、气短、易汗、面色㿠白者,酌加太子参、黄芪、五味子者益气敛液。

(三) 治疗要旨

王灿晖教授认为饮为阴邪,遇寒则凝,得温则行,故其治疗当遵循《金匮要略·痰饮咳嗽病脉证并治》提出的"病痰饮者,当以温药和之"的原则。本病多虚实夹杂,根据表里虚实不同,采取相应治法,治以攻补兼施,正虚兼顾,气血同调。凡饮邪壅实者,分别治以攻逐、利水、发汗等,因势利导以祛除饮邪;阳虚饮微者,治以健脾温肾,阳气通则饮自化。

王灿晖教授融通古今,不分门户,古今互补,通过中医辨证认为正气虚弱是悬饮难治的根本所在;或因饮食劳倦内伤,或因素体禀赋不足,导致机体、脏腑功能衰退,出现全身性证候表现。王灿晖教授推崇中西合璧,兼容并蓄,辨病与辨证相结合,临床施治过程可结合现代医学诊断进行配伍,恶性胸腔积液可配伍扶正抗癌之品,代表药有白花蛇舌草、仙鹤草、灵芝等;结核性胸膜炎可配伍现代研究具有抗结核作用的中药,如青蒿、苦参、金银花等。本病若施治得法,一般预后尚佳。若饮邪内伏或久留体内,其病势多缠绵难愈,且易因感外邪或饮食不当而诱发。

(四)常用药对

1. 葶苈子、桑白皮

葶苈子味苦,性寒,力峻,重在泻肺中水气、痰涎,邪甚喘满不得卧者尤宜;桑白皮味甘,性寒,药性较缓,长于清肺热、降肺火,多用于肺热咳喘、痰黄及皮肤水肿。二药均能泻肺平喘、利水消肿,治疗肺热及肺中水气,痰饮咳喘及水肿,常相须为用。

2. 柴胡、香附

柴胡入肝、胆经,能和解表里,疏肝,升阳;香附味辛、微苦、微甘,性平,有理气解郁,止痛调经之效。柴胡长于疏泄肝胆郁结,香附善理肝经气郁。二药相配理气解郁效能更显著,常用于治疗胸胁胀痛等症。

3. 党参、陈皮

党参味甘,性平,陈皮味辛、苦,性温,两者皆归脾、肺经。党参益气健脾,陈皮理气醒脾,二药合用,补泻兼施,堪称佳对。

4. 龙骨、牡蛎

龙骨味甘、涩,性平,归心、肝、肾经,有镇惊安神、平肝潜阳、收敛固涩之效;牡蛎味咸,性微寒,归肝、胆、肾经,有重镇安神、潜阳补阴、软坚散结之效。龙骨长于镇惊安神,且收敛固涩之力优于牡蛎;牡蛎平肝潜阳功效显著,又有软坚散结之功。龙骨、牡蛎功效相似,常相须为用,可协同作用,增强疗效。

(五)生活调摄

王灿晖教授认为任何疾病的治疗都离不开饮食起居的调护,俗话说"三分治,七分养",王灿晖教授在临床诊治过程中尤其注重调养。

1. 起居护理

患者应注意充分休息,在胸腔积液未消退并有发热等毒性症状时,需卧床休息,待症状减轻后,可逐步起床活动。

2. 饮食护理

胸腔积液为胸部或全身疾病的一部分,因此积极防治原发病是预防本病的关键。当发病后积极做好对症治疗是可以恢复正常的。饮食上注意适当地增加蛋白质和维生素的摄入,注意适当多吃一些新鲜的蔬菜水果,避免抽烟喝酒,避免吃辛辣刺激性的食物,避免过多地摄入水分。

3. 保持心情愉快,避免不良精神刺激,学会自我调节情绪

王灿晖教授尤其重视调节情志在疾病诊治过程的作用,认为身和心相互依存,又相互影响,良好的心理状态有助于病情的恢复。

二、医案举隅

【初诊】患者,朱某,男,81岁。2017年5月10日。

主诉:反复胸闷气喘2年余,再发3天。

现病史:患者2年前开始无明显诱因出现反复胸闷气喘,偶有咳嗽,咳吐少量白色泡沫样痰,无潮热盗汗,无恶寒发热、咯血等症状。当时患者就诊于当地医院查胸部B超示双侧胸腔积液,胸部CT示两侧胸腔积液。血常规、血沉、C反应蛋白、脑钠肽(brain natriuretic peptide,BNP)、D-二聚体、结核抗体等均正常,未能明确具体病因,当时予以抗感染、胸腔穿刺引流后症状好转,后每隔2~3个月上述症状发作一次,均需胸腔穿刺引流,1年前患者就诊于上海某三甲医院,完善相关检查仍未能明确胸腔积液原因,2年来每2~3个月需行胸腔穿刺引流,3天前患者再发胸闷气喘,偶有咳嗽,痰少质黏,时有心烦,颧红,乏力气短。胸部B超示双侧胸腔积液(最大液深5 cm),此次胸腔积液量较前少,患者拒绝胸腔穿刺引流,遂寻求中医药治疗。

既往史:患者既往体虚,平素易感,有高血压病史10余年,血压控制可,无冠心病、糖尿病等慢性病史。

刻下:胸闷气喘,咳嗽偶作,痰少质黏,口干欲饮,乏力气短,夜寐不佳,纳谷不香,小便短赤,大便干。

体格检查:神志清,精神尚可,形体消瘦,全身皮肤、黏膜无黄染及出血点,双侧胸廓饱满,双下肺呼吸音低,叩诊呈实音,语颤减弱,未闻及干、湿啰音。心率98次/分,律齐,心界无扩大,全腹平软,肝脾未触及肿大,双下肢不肿。舌暗红,苔少薄黄,脉细数。

实验室检查:血常规示白细胞 8.1×10^9/L,中性粒细胞比率 60.5%。

辅助检查:胸部彩色B超示双侧胸腔积液(最大液深5 cm)。

诊断:

西医诊断:非特异性胸腔积液。

中医诊断:悬饮(气阴两虚证)。

治疗:益气养阴,利水化饮。

处方:南沙参15 g,麦冬10 g,桑白皮10 g,党参10 g,桂枝6 g,葶苈子20 g,五味子10 g,地骨皮10 g,牡丹皮10 g,泽泻10 g,冬瓜皮10 g,煅牡蛎30 g(先煎),枳实10 g,厚朴10 g,陈皮6 g,焦山楂10 g,大枣10枚。共7剂,水煎服。

【二诊】2017年5月17日。

1周后复诊,患者胸闷好转,咳嗽偶作,咳痰不显,夜间尚可平卧,夜寐一般,纳谷不香,二便尚调。体格检查:双侧胸廓饱满,双下肺呼吸音低,叩诊呈实音,语颤减弱,未闻及干、湿性啰音。心率94次/分,律齐,双下肢不肿。舌暗红,苔少,脉细数。辅助检查：胸部彩色 B 超示双侧少量胸腔积液（最大液深 3.4 cm）。患者症状较前好转，复查胸腔积液减少，余无特殊不适，效不更方，予原方 7 剂继进，水煎服。

【三诊】2017 年 5 月 23 日。

患者胸闷气喘不显，偶有咳嗽，无痰，夜寐好转，仍觉乏力纳差，活动后汗出明显。体格检查：双侧胸廓饱满，双下肺呼吸音稍低，叩诊呈清音，语颤基本正常，未闻及干、湿啰音，心率 97 次/分，律齐，双下肢不肿。舌暗红，苔薄白，脉细数。辅助检查：胸部彩色 B 超示双侧未见明显胸腔积液。治疗以益气养阴为法，处方：沙参麦冬汤合四君子汤加减。南沙参 15 g，麦冬 10 g，五味子 10 g，地骨皮 10 g，党参 10 g，黄芪 15 g，桂枝 6 g，茯苓 15 g，炒白术 12 g，仙鹤草 30 g，煅龙骨 30 g（先煎），煅牡蛎 30 g（先煎），陈皮 6 g，焦山楂 10 g。共 14 剂，水煎服。

【预后】上药服尽，诸证不显，遂停药观察。治疗 1 个月，随访半年，患者病情稳定，未复发。

【按语】悬饮多由中焦素虚，复加外感寒湿，或为饮食内伤，而使肺、脾、肾的通调、运化、开合失司，以致水液停蓄胁下。王灿晖教授认为在疑难病病变过程中，气虚是主要的病理基础，郁热、血瘀是重要的致病因素，本案患者素体亏虚，肺、脾、肾三脏气化功能失常，饮停于胸胁为患，胸腔积液日久，反复胸腔穿刺引流，素体不强，饮阻气郁，化热伤阴，故益气养阴，利水化饮为治疗大法，以南沙参、麦冬、地骨皮等养阴生津，党参益气，桂枝温阳化饮；而饮邪聚于胁下，攻逐水饮应为当务之急，故予葶苈子、冬瓜皮、泽泻等攻逐水饮，气机升降失司亦影响水湿运行，配枳实、厚朴以升降气机，牡蛎、泽泻以利水化饮。本案治疗总则为攻补兼施，既有益气滋阴之法，又有行气化饮之意。患者后期阴虚内热改善，气虚更甚，故施方沙参麦冬汤合四君子汤加减以气阴双补，并加用仙鹤草加强补虚，且增强免疫力。仙鹤草又名"龙牙草、脱力草、瓜香草、老牛筋、狼牙草"，现代医学研究证明，仙鹤草提取液对小鼠肿瘤细胞有较强的抑制作用，且提取物仙鹤草素对小鼠、大鼠、家兔等动物均有调整心率，使已疲劳的骨骼肌兴奋，增加细胞的抵抗力及降低血糖等作用；仙鹤草内酯能降低离体兔肠的收缩幅度及张力，也能抑制在体小鼠肠的蠕动。所以临床上王灿晖教授尤其喜用仙鹤草治疗肿瘤及诸虚之证。本病需防迁延日久，趋向劳损之途。

第十二章　鼾　症

　　鼾症在临床多见于阻塞性睡眠呼吸暂停低通气综合征,常伴有不同程度的缺氧症状,如晨起头晕昏沉、咽干及异物感,白天注意力不集中,健忘,嗜睡等,可能导致高血压、冠心病、2型糖尿病等多器官、多系统损害。王灿晖教授认为本病对人体的危害性较大,应十分重视,他分析研究了本病的病因病机和证候特点,并结合现代医学的认识,制订了相应的治疗方案。

一、临证经验

(一)病因病机

　　中国古代医家并没有将鼾症作为一个独立疾病来论述,王灿晖教授认为本病相当于中医学"嗜睡""嗜卧""多寐"等范畴,现多以"鼾症""鼾病"及"鼾眠"命名。尽管打鼾是日常生活中一种常见的情况,许多患者认为这是一种生理现象,但如伴有一些异常证候的打鼾则是一种病理现象。东汉时期,张机在《伤寒论·辨太阳病脉证并治》中提到"风温为病,脉阴阳俱浮,自汗出,身重,多眠睡,鼻息必鼾,语言难出",就认为"多眠睡、鼻息必鼾"是感受外邪后引起的一种症状。王灿晖教授根据多年临床经验,结合现代医学认为鼾症的发生主要与先天禀赋异常、后天调摄不当有关,病位在咽喉,与肺、脾、肾三脏密切相关,病理因素为痰湿、气滞与瘀血,痰的因素贯穿始终。

　　1. 先天禀赋异常

　　王灿晖教授结合现代医学知识,认为先天性鼻中隔偏曲、小颌畸形、下颌后缩等上气道解剖结构异常,或是先天肥胖、神经肌肉异常、内分泌紊乱等因素都会引起气道狭窄、通气不畅、呼吸不利而导致打鼾。隋代巢元方在《诸病源候论》中言:"鼾眠者,眠里喉咽间有声也。人喉咙,气上下也,气血若调,虽寤寐不妨宣畅;气有不和,则冲击喉咽而作声也。其有肥人眠作声者,但肥人气血沉厚,迫隘喉间,涩而不利亦作声。"即言肥人气血沉厚,多痰多湿,易郁热成瘀,阻于气道,迫于喉间而发鼾声。

　　2. 后天调摄不当

　　(1)饮食不节,过食肥甘厚味或大量饮酒、情志不畅等均可损伤脾胃,导致痰湿内生,是引起本病的主要原因。脾胃为后天之本,主运化,如脾胃受损,则不能运化水谷精微,水湿停聚为痰饮,溢于肌肤,而发为肥胖,痰气交阻于咽喉,则鼾作。脾胃乃气血生化之源,脾胃虚则无以化源,不能濡养四肢,使得肌肉软弱无力,松弛不收,阻塞气道,不能维持气道张力,导致气道狭窄,气流出入受阻,故而打鼾,严重者甚至可致呼吸暂停。脾胃同居中焦,为气机升降之枢纽。若脾胃受损,清气不升,浊气不能下降反而上行头面,清窍被痰湿所蒙,髓海失养,则会出现嗜睡、倦怠、健忘、注意力不集中等症。明代张介宾在《景岳全书·咽喉》中论阳虚喉痹时提到"凡中气内虚、疼痛外逼,多致元阳飞越……以致声如鼾睡,痰如拽锯……",提出脾胃虚弱则痰湿内生,中虚甚则导致元阳虚浮,虚浮之元阳挟痰浊上犯清窍故打鼾。

(2)素体虚弱、年老体虚、久病、因病失治或治疗不当等情况下,肺、脾、肾功能衰弱,亦可发为本病。肺主气、司呼吸,肾主纳气,肺的呼吸功能需要肾的纳气作用来协助。若肾气亏损,摄纳无权,则必然会影响肺的宣降功能,而出现打鼾、呼吸浅表甚至夜间呼吸暂停、反复憋醒,伴见白天困倦嗜睡等临床表现。若肾阳亏虚,命门火衰,蒸化功能失常,温煦气化不利,水湿泛溢,则形体肥胖。若火不暖土,脾阳亦虚,水谷不化,聚而生湿成痰。如久病入络,导致气滞血瘀,或阳气亏虚、气化不利而致瘀血内生,或痰湿久郁而生瘀,痰、瘀交阻于气道,发为本病。

(3)嗜好烟酒,王灿晖教授认为烟草为辛热有毒之品,熏蒸气道,最易耗肺伤津,使肺失宣肃,气机升降失调,久而煎津为痰,痰热交阻于气道,发为本病。酒为辛热之品,长期嗜酒可上灼肺,煎津为痰,中伤脾胃,湿热内生,下伤肾阳,并使血脉凝滞,使痰热内生,气机失调,久而痰、瘀交阻于气道,发为本病。

(二)辨证要点

王灿晖教授认为本病病理性质属本虚标实。本虚为肺、脾、肾亏虚;标实是痰、气、瘀交阻于气道,气道不畅,呼吸不利。且虚实可相互转化,如肺、脾、肾的不足可导致水液气化失司而酿成痰浊,痰浊内盛进一步阻碍肺、脾、肾的气化。痰浊内生,阻滞气机,血运不畅而致瘀血,终致痰、瘀互结,使病情难愈。故临证应分清虚实之主次,辨病位所在之脏腑,别痰、气、瘀之轻重。王灿晖教授根据鼾症的病因病机,把本病分为脾虚痰凝、痰瘀交阻、脾肾阳虚3个证型。

1.脾虚痰凝证

主症:睡眠时有鼾声,时断时续,常自觉憋气而醒,夜寐不安,白天神疲乏力,睡不解乏,或伴胸闷,咳吐白痰,纳呆脘痞,头昏肢沉,记忆力减退,舌体胖大,舌质淡红或边有齿痕,苔白或白腻,脉弦滑或濡。王灿晖教授认为此证患者多形体肥胖。

治法:健脾化痰,顺气开窍。

方药:六君子汤加减。

组成：姜半夏、陈皮、党参、白术、苍术、茯苓、石菖蒲、郁金、紫苏子、浙贝母、甘草等。

2. 痰瘀交阻证

主症：睡眠时有鼾声，鼾声响亮，时断时续，夜寐不实，时时憋醒，晨起头痛，白天嗜睡，睡不解乏，胸闷，咳吐痰涎，神疲乏力，健忘，腰膝酸软，口干不欲饮，面唇色暗，舌紫或有瘀斑、瘀点，苔薄润，脉沉或细涩。王灿晖教授认为，临床上此类患者往往可见口唇发绀、面色晦暗、舌下静脉迂曲增宽等表现，提示患者可能已经合并冠心病、高血压、糖尿病等疾病，预后欠佳。

治法：益肾健脾，祛瘀除痰。

方药：金水六君煎加减。

组成：当归、熟地黄、姜半夏、陈皮、太子参、茯苓、石菖蒲、郁金、丹参、川芎、淫羊藿、仙鹤草、桔梗、杏仁等。

3. 脾肾阳虚证

主症：睡眠时有鼾声，鼾声不响，时断时续，夜寐不实，时时憋醒。白天嗜睡，睡不解乏，哈欠频作，行动迟钝，神疲懒言，动则气促息短，面色㿠白，畏寒肢冷，头昏健忘，胸闷，小便清长，夜尿频多，腰膝酸软，舌质淡胖，苔白滑，脉沉或沉迟。王灿晖教授认为久病、因病失治者多见此证。

治法：健脾温肾，助阳开窍。

方药：金匮肾气丸加减。

组成：附子、肉桂、熟地黄、山药、山茱萸、五味子、黄芪、党参、茯苓、泽泻、石菖蒲、远志、郁金、菟丝子、淫羊藿等。

（三）治疗要旨

1. 分型论治

王灿晖教授认为痰是本病最主要的因素，所以化痰的治法应贯穿本病治疗的始终，再根据病变涉及脏腑与痰、气、瘀的轻重，分型论治，予以健脾化痰、顺气开窍，益肾健脾、祛瘀除痰，健脾温肾、助阳开窍之法治疗。同时，王灿晖教授认为在鼾症的治疗中应注意调气血，这也是非常重要的，气血调畅，各脏腑器官功能才能正常运行。

（1）健脾化痰，顺气开窍：不论是先天还是后天因素，痰湿内生，聚于体内，壅阻气道均可发为本病。《医宗必读》云："脾为生痰之源，治痰不理脾胃，非其治也。"故王灿晖教授对于脾虚痰凝证患者的治疗，总以脾胃治疗为重。

（2）益肾健脾，祛瘀除痰：王灿晖教授对于痰瘀交阻证患者，亦考虑其存在脾肾亏虚的一面，故方用金水六君煎加减。

（3）健脾温肾，助阳开窍：王灿晖教授对于脾肾阳虚证患者的治疗，亦在益气温阳之余酌加化痰之品,方用金匮肾气丸加减。

如伴有烦躁易怒,考虑肝郁存在,可加柴胡、香附。如痰湿郁而化热,症见口黏、口苦、痰黄或质黏难以咳出,则加黄芩、胆南星、天竺黄、瓜蒌子等。若咽中如有物梗阻,胸闷显著,为痰气交阻之象,则用半夏厚朴汤。如伴见五心烦热、口干、盗汗等阴虚内热之象,则予六味地黄丸加减。若瘀血重,可加桃仁、红花、地龙等。

2. 结合现代医学治疗

王灿晖教授一直主张在继承发扬中医的同时,也不可排斥现代医学,而应将现代医学知识纳为己用,取长补短,以提高临床诊断准确率和治疗的疗效。现代医学对阻塞性睡眠呼吸暂停低通气综合征引起的鼾症的治疗包括一般治疗、药物治疗、持续正压通气、口腔矫治器、外科治疗等。王灿晖教授认为目前西药对于鼾症虽有一定作用,但各有其副作用,不是首选方式。但他十分赞同对于肥胖者应减轻体重、控制饮食、加强锻炼,对于嗜好烟酒者嘱戒烟酒,对于习惯仰卧者嘱其改为侧卧位再调整合适的枕头高度,积极治疗上呼吸道疾病等,认为重症鼾症在使用中药的同时,也可使用持续正压通气等方法,必要时使用外科治疗,但轻、中度阻塞性睡眠呼吸暂停低通气综合征的外科治疗也有较高的复发率,所以要慎重选择治疗方式。

（四）常用药对

1. 半夏、陈皮

半夏燥湿化痰;陈皮理气行滞,为治痰之基础方。

2. 桔梗、杏仁

桔梗以升为主,可宣肺祛痰、排脓消痈;杏仁辛散苦降,以降为主,可化痰利肺而止咳平喘、润肠通便。二药相伍,一升一降,调和气机,并可加强祛痰之力。

3. 郁金、石菖蒲

郁金性寒,可行气解郁,祛瘀止痛,清心凉血;石菖蒲性温,可温化痰浊,开窍醒神,化浊开胃和中。二药合用,一气一血,一温一寒,宣壅开闭、醒脑通窍功效益佳。

4. 菟丝子、淫羊藿

菟丝子性平,味辛、甘,可补益肝肾、固精缩尿、安胎、明目、止泻;淫羊藿性温,味辛,可补肾阳、强筋骨、祛寒湿。二药配伍,可加强补肾的作用,且温而不燥,补而不腻。

5. 丹参、川芎

川芎性温,可活血行气、祛风止痛;丹参性寒,可活血调经、祛瘀止痛,凉血消痈,除烦安神。川芎偏于理气,同时又能活血,被称为血中之气药,可载药上行;丹参入血分,偏于活血化瘀,还可调理经水。二药配伍,一温一寒,气血双调,还可加强活血祛瘀之力。

（五）生活调摄

1. 控制饮食

培养健康的饮食习惯,多食富含维生素的新鲜蔬果和粗粮、易消化食物,低盐、低脂、优质蛋白饮食,避免油腻、煎炸等胆固醇高的食物。

2. 养成正确的睡姿

左侧卧位、右侧卧位均可。因为仰卧位的姿势易引起舌根后坠,加上两侧及上腭软组织塌陷,导致上呼吸道变窄,容易出现本病。可将1~2个网球缝在上衣背部正中,穿网球衣睡眠来调整睡姿。睡眠时枕头偏高,会引起颈部及软腭屈曲,使呼吸道狭窄而易出现本病,故应选择适合高度的枕头。

3. 戒烟酒

现代研究结果显示,吸烟和喝酒可引起或加重夜间睡眠呼吸紊乱,其中乙醇对呼吸系统具有抑制作用,极高浓度乙醇可抑制延髓引起呼吸、循环功能衰竭。故戒烟、戒酒对于本病的防治也是非常重要的。

4. 适度运动

选择合适的运动方式,包括快走、慢跑、打球、爬山等,循序渐进、有规律地进行运动,严格控制体重。

二、医案举隅

【初诊】患者,钱某,男,45岁。2018年11月5日。

主诉:睡眠时打鼾、常憋醒5年,加重3个月。

现病史:患者5年前自体重明显增加后出现睡时打鼾,一直未予重视,平素经常伴有夜间憋醒的情况,白天嗜睡、乏力。3个月前上述症状加重,就诊于当地医院,行多导睡眠监测仪监测,诊断为重度阻塞性睡眠呼吸暂停低通气综合征,患者拒绝西医治疗,为求中医治疗来就诊。

既往史:有高脂血症病史。

刻下:夜间睡眠打鼾,憋气严重,经常憋醒,白天乏力、嗜睡,胸闷气短,腰膝酸软,头晕,健忘,纳谷可,二便调。

体格检查:咽部慢性充血,双侧扁桃体无肿大,两肺呼吸音清,未闻及干、湿啰音。心率82次/分,律齐。舌暗红,苔白腻、有瘀点,舌下络脉怒张,脉弦滑。

辅助检查:多导睡眠监测仪示重度阻塞性呼吸暂停低通气综合征。

诊断:

　　西医诊断:阻塞性呼吸暂停低通气综合征。

　　中医诊断:鼾症(痰瘀交阻)。

治疗:益肾健脾,祛瘀除痰。

处方:当归10 g,熟地黄10 g,姜半夏10 g,陈皮10 g,茯苓15 g,党参10 g,石菖蒲 10 g,郁金 10 g,丹参 10 g,川芎 10 g,淫羊藿 10 g,甘草5 g。7 剂,水煎服。

嘱控制饮食,适度运动,减轻体重,侧卧位。

【二诊】2018 年 11 月 12 日。

患者鼾声减轻,白天嗜睡、乏力情况亦好转,仍觉腰膝软弱,头晕。舌暗红,苔薄白腻,有瘀点,舌下络脉怒张减轻,脉弦滑。证属痰瘀交阻,仍以益肾健脾,祛瘀除痰为治法。守上方加菟丝子 15 g,磁石 10 g。7 剂,水煎服。

【三诊】2018 年 11 月 19 日。

患者鼾声已明显减轻,白天无嗜睡,无胸闷气短,乏力情况显著好转,腰膝酸软及头晕已不显。舌淡红,苔薄白腻,有瘀点,舌下络脉怒张减轻,脉弦滑。证属痰瘀交阻。治法:益肾健脾,祛瘀除痰。以前方再进 7 剂。

【预后】患者 3 个月后来复诊,诉已无夜间打鼾,白天精神好,无明显不适。

【按语】本案患者为中年,形体肥胖,根据症状,结合舌脉,考虑痰浊内盛、瘀血内阻,并有脾肾亏虚的一面,故予以金水六君煎合石菖蒲、郁金化痰开窍,丹参配川芎加强活血化瘀,党参健脾,淫羊藿补肾。二诊患者症状已明显好转,仍觉腰膝酸软、头晕,考虑肾元虚弱,故治疗在前方的基础上,加用菟丝子以补肾、磁石以平肝潜阳安神。诸药合用,达到健脾补肾、祛瘀除痰之效。三诊效不更方,鼾症终愈。